Crew Resource Management (CRM) für den Rettungsdienst

15 Leitsätze zur Teamarbeit für Rettungssanitäter, Notfallsanitäter und Notärzte

Bibliografische Information der Deutschen Nationalbibliothek:
Die Deutsche Nationalbibliothek verzeichnet diese Publikation in der Deutschen Nationalbibliografie; detaillierte bibliografische Daten sind im Internet über http://dnb.dnb.de abrufbar.

Satz: Bürger Verlag GmbH & Co. KG, Edewecht
Umschlagbild: Sebastian Drolshagen | .medienbüro, Dortmund
Druck: Tolek Sp. z o.o., 43-190 Mikolów (Polen)

ISBN 978-3-96461-046-1

Crew Resource Management (CRM) für den Rettungsdienst

15 Leitsätze zur Teamarbeit für Rettungssanitäter, Notfallsanitäter und Notärzte

von

Marcus Rall

Sascha Langewand

Frank Op Hey (†)

Verlagsgesellschaft Stumpf + Kossendey mbH, Edewecht 2022

Danksagung

Wir möchten uns bei allen Teilnehmerinnen und Teilnehmern unserer Simulations- und CRM-Trainings der letzten 20 Jahre bedanken. Wir haben durch unsere Teilnehmenden viel gelernt und erfahren, was wirklich wichtig ist, was in der Praxis funktioniert und was noch verbessert werden muss. Wir möchten uns auch bei zahlreichen Wissenschaftlerinnen und Wissenschaftlern sowie Experteninnen und Experten für Sicherheit in vielen Ländern der Welt bedanken. Ihr Wissen und die anregenden Diskussionen und Forschungsprojekte haben uns geholfen, die Ideen von CRM für medizinische Teams zu optimieren und auf eine fundierte wissenschaftliche Basis zu stellen. Dank gilt auch folgenden Weggefährten, die über verschiedene Publikationen und Seminare zu diesem Werk beigetragen haben: Peter Dieckmann, Stephanie Oberfrank, Andrea Gaubatz, Jan Herz, Christina Murr, Mark Weinert, Achim Hackstein und David Gaba.

Wir bedanken uns besonders bei unseren Familien und Freunden, für die viele Zeit, in der sie auf uns verzichten mussten, solange wir das Wissen und die Erfahrung für dieses Buch aufgebaut haben!

Unser Dank gilt auch dem Verlag für die angenehme Zusammenarbeit und die gute Ausstattung des Buches sowie unserem Lektor Robert Beyer für die intensive Betreuung und Hilfe bei der Optimierung unserer Texte.

Dieses Buch ist Frank Op Hey gewidmet.

Marcus Rall
Sascha Langewand
Frank Op Hey (†)

Inhalt

Abkürzungsverzeichnis

ACS	Akutes Koronarsyndrom
ALS	amyotrophe Lateralsklerose
bpm	beats per minute (Schläge pro Minute)
BZ	Blutzucker
CPAP	Continuous Positive Airway Pressure (Überdruckbeatmung)
CPR	kardiopulmonale Reanimation
CRM	Crew Resource Management
DIN	Deutsches Institut für Normung
dl	Deziliter
EKG	Elektrokardiogramm
G	Gauge
g	Gramm
HWS	Halswirbelsäule
i.v.	intravenös
KED	Kendrick Extrication Device (Rettungskorsett)
Kfz	Kraftfahrzeug
l	Liter
LS	Leitsatz
mg	Milligramm
min	Minute(n)
ml	Milliliter
mmHg	Millimeter Quecksilbersäule
MTBF	Mean Time Between Failure (Durchschnittszeit zwischen Ausfällen/Fehlern)
µg/kgKG	Mikrogramm pro Kilogramm Körpergewicht
NA	Notarzt
NEF	Notarzteinsatzfahrzeug
NIV	nicht-invasive Ventilation
NotSan	Notfallsanitäter/in
PTCA	perkutane transluminale Koronarangioplastie (Ballonkatheterisierung)
RA	Rettungsassistent
RettSan	Rettungssanitäter/in
RIVA	Ramus interventricularis anterior (Herzkranzgefäß)
ROSC	Return of Spontaneous Circulation (Spontankreislauf)
RTW	Rettungstransportwagen
SOP	Standard Operating Procedures (Standardarbeitsanweisungen)
SpO2	periphere kapillare Sauerstoffsättigung (Pulsoxymetrie)
STEMI	ST-Segment Elevation Myocardial Infarction (ST-Hebungsinfarkt)
U	Umstand
VEL	Vollelektrolytlösung

I. Grundlagen von Crew Resource Management und die Bedeutung von Fehlern

Warum Crew Resource Management?

Wo Menschen arbeiten, da passieren Fehler! Dieses Buch zeigt Wege auf, wie Fehler in der präklinischen Patientenversorgung vermieden werden können. Ein Schlüssel zur Erhöhung der Patientensicherheit ist die Anwendung von Leitlinien im Sinne des sog. Crew Resource Management (CRM) (Rall & Gaba 2009; Rall & Lackner 2010a, 2010b; Rall, van Gessel & Staender 2011; Rall 2012, 2013; Rall, Dieckmann & Hackstein 2013; Rall, Op Hey & Langewand 2018), welche in anderen Hochrisikoorganisationen seit geraumer Zeit zum Einsatz kommen. Crew Resource Management beschäftigt sich mit der Zusammenarbeit und den damit verbundenen Dynamiken innerhalb eines Teams, welches in verdichteten Situationen unter den ungünstigen Bedingungen der Realität Entscheidungen treffen muss.

Aktuelle Erkenntnisse aus Einrichtungen, die aktiv Crew Resource Management betreiben, belegen eindrücklich den Erfolg dieses Ansatzes:

Am Simulationszentrum der Klinik der Aix-Marseille-Universität in Marseille (Frankreich) wurde im Jahr 2018 mit 198 Intensivpflegekräften von Khamali und Mitarbeitern (El Khamali et al. 2018) eine randomisierte Studie durchgeführt. Von den 198 Intensivpflegekräften nahmen 101 an einer fünftägigen Schulung mit CRM-Inhalten teil. Nach sechs Monaten zeigten sich deutliche Unterschiede zwischen der Trainingsgruppe und der Kontrollgruppe ohne CRM-Training:

- In der Trainingsgruppe hatten nach sechs Monaten nur vier Mitarbeiter/-innen (von 101) gekündigt, in der Kontrollgruppe waren es 12 (von 97).
- Die Ausfallzeiten durch stressbedingte Erkrankungen waren in der Trainingsgruppe erheblich niedriger als in der Kontrollgruppe.
- Der negativ empfundene Arbeitsstress, gemessen im Job Content Questionnaire, nahm in der Kontrollgruppe um 80,6 % ab.

Angesichts der enorm hohen Einsparungen durch vermeidbaren Krankenstand und Mitarbeiterverlust erscheinen die Fortbildungskosten von 500 € pro Mitarbeiter/-in vergleichsweise gering und sind schnell amortisiert (El Khamali et al. 2018).

Viele weitere Einrichtungen folgen mittlerweile ähnlichen CRM-Trainingskonzepten. Die Autoren begleiteten beispielweise umfangreiche präklinische CRM-Trainings für das Rote Kreuz Tirol und das Bayrische Rote Kreuz sowie interdisziplinäre und interprofessionelle klinische Trainings für die SANA Kliniken AG bundesweit oder für die Zentrale Notaufnahme des Universitätsklinikums Eppendorf (UKE) in Hamburg. Aus diesen Trainingsprogrammen konnten folgende Erkenntnisse abgeleitet werden:

- Alle Menschen machen Fehler, auch wenn es besonders wichtig wäre, keine zu machen.
- Meist führt erst eine Verkettung von Fehlern zu Zwischenfällen.
- Eine Analyse von Zwischenfällen ist aufgrund dieser komplexen Vernetzung nicht trivial.
- Durch die Anwendung des CRM können die Teams oft verhindern, dass (unvermeidliche) Fehler ihr negatives Outcome mit ganzer Kraft entfalten.
- Der negative Verlauf einer Fehlerverkettung kann an einer einzigen Stelle oder an wenigen Punkten unterbrochen und damit verhindert werden (s. Abb. 1/2).
- Um zukünftig Fehler zu vermeiden, müssen nicht alle Ursachen bekannt und beseitigt worden sein.

Diese Erkenntnisse sind bei näherer Betrachtung auf den Rettungsdienst übertragbar. In der Analyse seltener, hochkomplexer Notfalleinsätze ist das Wirken von CRM, also die Einflussnahme auf die *Human Factors,* präsent. Viele unserer Notfalleinsätze sind nicht komplex, besitzen aber im Detail einzelne hochdynamische Behandlungsabschnitte, etwa der bewusstlose Patient mit Regurgitation oder ein Patient mit schwierigem Atemweg. In solchen Fällen können uns die Elemente von CRM, wenn sie im Team bekannt sind und Anwendung finden, wesentlich helfen.

Bei der Übertragung des ursprünglich aus der Luftfahrt stammenden CRM-Programms (Wiener, Kanki, Helmreich 1993) in die Medizin wurde der Begriff zum „Cri-

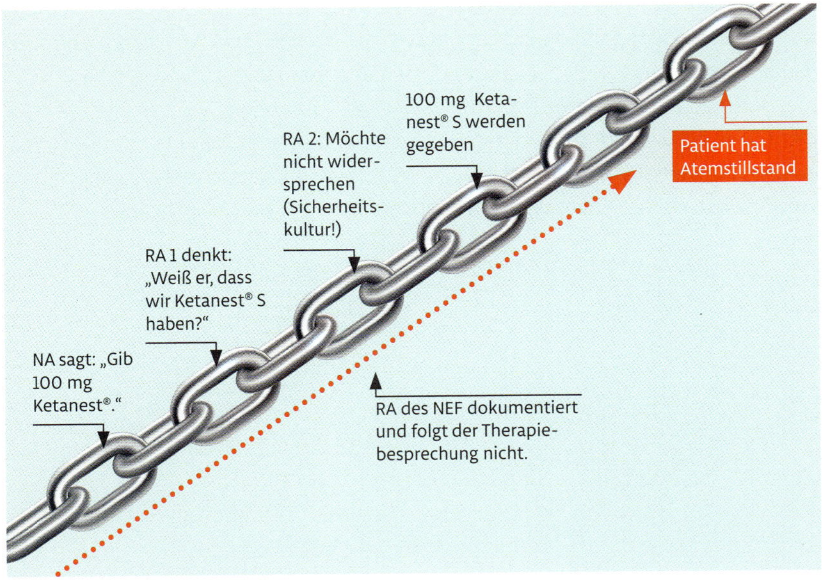

Abb. 1: Zwischenfall-Kette

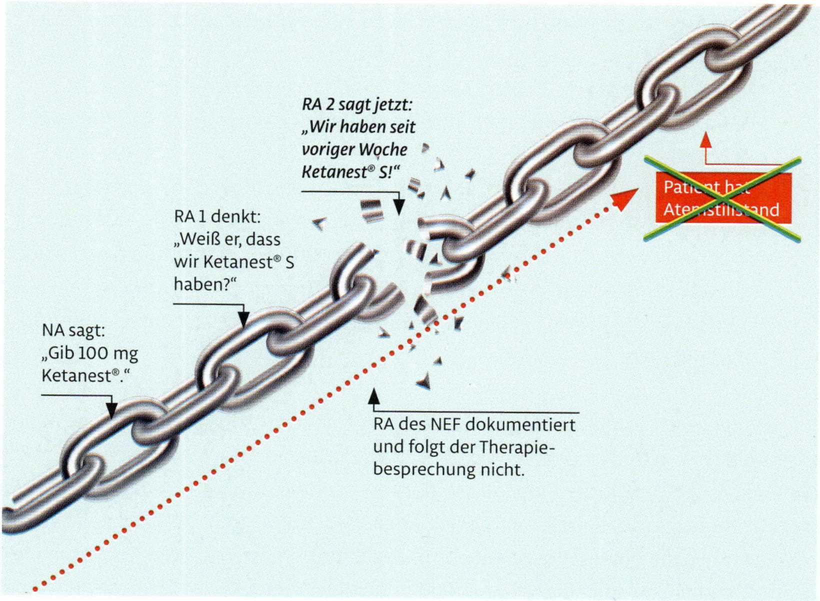

Abb. 2: Unterbrochene Zwischenfall-Kette

sis Resource Management“ umgedeutet. „Crisis“ soll dabei nicht den absoluten krisenhaften Verlauf eines Notfallgeschehens beschreiben, sondern vielmehr die Prävention von Zwischenfällen und kritischen Ereignissen (also Critical Incidents) im Fokus haben. Aufgrund der dadurch häufig aufgetretenen Missverständnisse und der Bedeutung für medizinische Teams sprechen wir heute eher vom Crew Resource Management. Dies betont zudem, dass das Potenzial zur Verhinderung kritischer Ereignisse aufgrund menschlicher Faktoren bzw. Fehler immer im Team, also der „präklinischen Crew“, selbst liegt, und hebt den konstruktiven Charakter sprachlich hervor.

Prävention und Management von kritischen Ereignissen durch angewendetes CRM im Rettungsdienst

Aus Sicht der Autoren können die Konzepte des CRM die Sicherheit des präklinischen Personals und der Notfallpatienten erhöhen, wenn diese Konzepte entsprechend an den Rettungsdienst angepasst und in dessen Arbeitsalltag integriert werden. Die präklinische Notfallmedizin ist meist von ungünstigen Rahmenbedingungen geprägt: Die zu treffenden Entscheidungen basieren häufig auf vagen, sich widersprechenden Angaben der am Notfall beteiligten Personen. Oftmals ist die RTW-Besatzung als Erstes mit dieser Situation konfrontiert. In wenigen Minuten wird vom RTW-Team eine verlässliche Entscheidung hinsichtlich der Behandlungsstrategie erwartet. Die Zeit bis zu diesem Schritt kann entscheidend für den weiteren Behandlungs- und Genesungsverlauf sein. Diese Situation kann Stress und (subjektiven) Handlungsdruck erzeugen, welcher sich negativ auf die weitere Teamarbeit und damit verbunden auf den Erfolg eines gelungenen Rettungseinsatzes auswirken kann.

Notfälle lassen sich weder planen noch einem „fachspezialisierten" Rettungsteam zuordnen. Während der Einsätze, also in der Anspannungsphase, ist der gezielte Informationsaustausch im Team bei gleichzeitig routiniertem Vollzug der nötigen Maßnahmen essenziell. Diese Anspannungsphasen werden von den zusätzlichen Aufgaben des Rettungsdienstpersonals wie z.B. Wartungsarbeiten, Routinetätigkeiten und Ruhepausen unterbrochen. Dieser ständige Zustand des nichtlinearen Anspruchslevels ist aus Sicht der Autoren eine der größten Herausforderungen für Rettungsdienstkräfte, vor allem hinsichtlich der Bewältigung von seltenen Notfallsituationen wie etwa Kindernotfällen, infektiösen Patienten oder Gefahrstoffunfällen.

Ein einzelnes Mitglied des Rettungsteams kann unmöglich alle für die Abwicklung des Notfalleinsatzes erforderlichen Fakten und Abläufe im Kopf haben. So wird es notwendig, geistig flexibel und im Handeln effektiv mit anderen, teilweise unbekannten Teammitgliedern zusammenzuarbeiten. Vor allem in der Koordination im Team besteht die Schwierigkeit, ein stabiles mentales Model von der Situation zu entwickeln, dieses gemeinsam zu verfolgen und im Sinne des Patienten erfolgreich und möglichst fehlerfrei umzusetzen.

Dem Zugeben eines Fehlers wird gesellschaftlich leider selten mit dem erhofften Verständnis begegnet. Vielmehr wird häufig mit Häme, Spott und Schadenfreude reagiert. Die Ursache des Fehlers ist selten Gegenstand des Umgangs. Stattdessen haben Verantwortliche oft ein Interesse am scheinbar Schuldigen. Getreu dem Motto: „Naming, Blaming, Shaming" wird viel über den Schuldigen und dessen Bestrafung gesprochen und wenig über die zukünftige Vermeidung des (vermeintlichen) Fehlers. Die Fokussierung der Schuldfrage führt zu destruktiven Gefühlen der Scham, der Vermeidung und in der Folge zu Verunsicherung und Angst (vor Fehlern), aber nicht zur konstruktiven Auseinandersetzung mit Fehlern. Dabei wird missachtet, dass Fehler nicht intentional passieren:

Kein Mitarbeiter möchte Fehler machen.

Die Motivation von Mitarbeitern im Gesundheitswesen, das Beste für ihre Patienten zu tun, ist hoch. Vermutlich gibt es kaum eine Berufsgruppe, die eine derart hohe intrinsische Motivation für ihren Beruf hat, wie in der Medizin tätige Personen. Dieser „professionelle Altruismus" sorgt für eine hohe Motivation bei gleichzeitig ungünstigen beruflichen Rahmenbedingungen (Dewe 2011).

Daher ist davon auszugehen, dass bei der Entstehung von Fehlern, welche eine Patienten- oder Mitarbeiterschädigung zur Folge haben, die „Schuld" nicht bei einzelnen Personen im Sinne eines individuellen Fehlverhaltens zu suchen ist. Vielmehr hat mit großer Wahrscheinlichkeit die Kombination von Ursachen und unerwünschten Begleitumständen den Fehler verursacht.

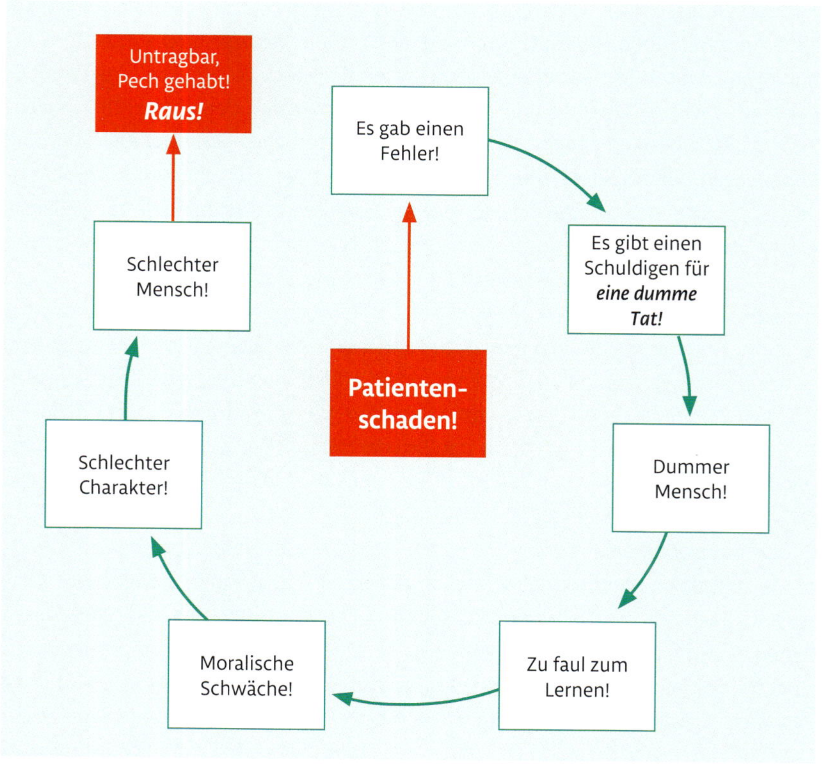

Abb. 3: Kreislauf der herkömmlichen Fehler(un)kultur

Wie gehen wir damit um?
Unser bisher verbreitetster Umgang mit Fehlern beruht auf Negativerfahrung. So werden z.B. vermutete Charaktereigenschaften des oder der vermeintlichen Schuldigen stellvertretend verwendet, um den aufgetretenen Fehler zu erklären, zu entschuldigen oder von den wahren Ursachen abzulenken.

In Bezug auf das Wort „Fehler" passt das Zitat eines Unbekannten: „Jeder Fehler erscheint unglaublich dumm, wenn andere ihn begehen". Das heißt, das Fehlverhalten anderer wird als persönliche Schwäche oder Inkompetenz interpretiert (sog. interne Attribution), während eigene Fehler als unwillkürliche Konsequenz äußerer Umstände entschuldigt werden (externe Attribution), um den eigenen Selbstwert zu erhalten. Dies und das Zitat ändern jedoch nichts an den tatsächlichen Entstehungsursachen eines solchen Missgeschickes. Im Gegenteil, es ist wahrscheinlich der Garant für die Wiederholung des Fehlers.

In diesem Zusammenhang ist vielmehr das (natürliche) menschliche Verhalten in Alltags- und Stresssituationen, die sog. Human Factors (HF), interessant. Neben dem fachlichen Wissen sollten im Kontext des CRM die „menschlichen Faktoren" oder „Non-Technical Skills" (Reason 1990, Fletcher et al. 2002) in eine Fehleranalyse einbezogen werden.

Zu den Non-Technical Skills gehören im Wesentlichen:

- individuelle und kognitive Faktoren – also Leistungen im Gehirn
- interaktive und kooperative Faktoren – Einfluss der Teammitglieder und anderer am Einsatz beteiligter Personen
- direkt leistungsbestimmende Faktoren – Gesundheitszustand und körperliche Leistungsfähigkeit
- Ergonomie und äußere Arbeitsbedingungen – Bedingungen am Arbeitsplatz.

Die Einbeziehung der Non-Technical Skills hilft bei der Identifizierung und Analyse des Fehlers. Durch die Betrachtung des Fehlers im Kontext des CRM lassen sich verschiedene Einflussfaktoren erkennen, welche sich von der einzelnen Person und damit der (vermeintlichen) Schuldfrage lösen. Von diesen Einflüssen sind alle Teammitglieder regelmäßig betroffen. Im Wissen um die Wirkung der Human Factors können negative Ursachen positiv beeinflusst werden, sodass die negative Belastung daraus minimiert werden kann.

> **„Nihil sine causa est. Nichts geschieht ohne Grund."**

In Kenntnis der Mechanismen des CRM und deren möglichen positiven Veränderungen für den Behandlungsverlauf können Fehler und Fehlentscheidungen im Rettungsdienst deutlich reduziert werden.

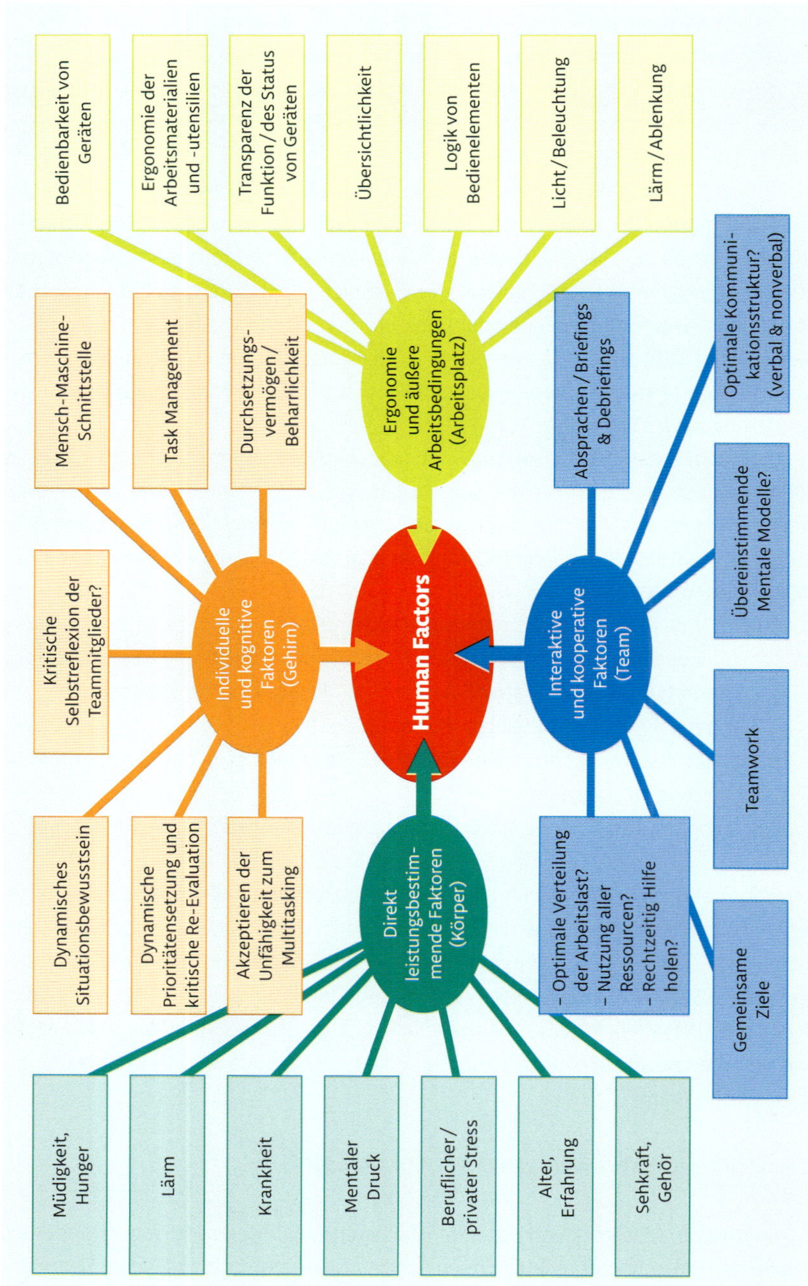

Abb. 4: Bestandteile Human Factors

Fehlentscheidungen im Rettungseinsatz haben nicht nur Auswirkungen auf das Rettungsteam selbst, sondern bereiten den Boden für nachhaltige und meist irreversible Patientenschädigungen. Beispielhaft sei hier ein begonnener Transport eines vital bedrohten Patienten vom dritten Stock eines Mehrfamilienhauses in den RTW genannt, während das NEF kurz vor dem Eintreffen steht:

Das RTW-Team entscheidet sich trotz des nahenden NEF, den Patienten ohne weitere Unterstützung aus der Wohnung in den RTW zu transportieren, um im Einsatzfahrzeug bessere Bedingungen zur Versorgung zu haben. Auf dem Weg in den RTW verschlechtert sich der Patientenzustand und der Patient erleidet einen Kreislaufstillstand. Aufgrund der beengten Verhältnisse im Treppenhaus kann mit der Reanimation erst im RTW begonnen werden.

Aus Fehlern lässt sich lernen, wenn ihr Zustandekommen analysiert wird (Rall & TüPASS 2010). In der Analyse dieses Falls gilt es nun zu fragen, warum diese Entscheidung getroffen worden ist und ob die Entscheidung zum zügigen Transportbeginn den Vorteil von zusätzlichem Personal aufgewogen hat. Vielleicht lag es bei diesem Beispiel am Zusammenspiel unglücklicher Umstände an der Einsatzstelle (schlechtes Licht in der Wohnung, unsauberes Umfeld, aufdringliche Angehörige etc.). Eventuell lag es aber auch einfach an der Teamzusammensetzung in einer kritischen und komplexen Situation. Womöglich waren die Vitalwerte des Patienten initial tolerabel und die Veränderungen konnten im Hausflur nicht bemerkt werden. Somit war die „Fehlerfalle" regelrecht vorprogrammiert. Unter Umständen war es die Anzahl der notwendigerweise zu treffenden Entscheidungen, sodass falsche Prioritäten gesetzt wurden.

Bedeutung von Fehlern in der Medizin

Medizinische Behandlungsfehler zählen zu den zehn häufigsten Todesursachen weltweit (Kohn, Corrigan & Donaldson 2000). Für Deutschland kommt das Aktionsbündnis Patientensicherheit nach Sichtung bisheriger Studien zu dem Ergebnis, dass sich bei Krankenhauspatienten – bei zurückhaltender Schätzung – 17.000 Todesfälle pro Jahr auf vermeidbare unerwünschte Ereignisse zurückführen lassen (APS 2014). Die Anzahl vermeidbar leicht und schwer geschädigter Patienten beträgt ein Vielfaches dieser Summe. Die Größenordnung dieser Zahlen liegt in allen entwickelten Ländern etwa gleich hoch und wurde mehrfach bestätigt (s. Landrigan et al. 2010; Rall, van Gessel & Staender 2011; Vincent 2010; Wachter 2012).

„Fehler in der Behandlung" (und damit ist nicht „schuldhaft" gemeint) zählen somit auch in Deutschland zu den zehn häufigsten Todesursachen. Bisher ist in Bezug auf diese „Krankheit" sicher zu wenig unternommen und geforscht worden. Im Vergleich zu den anderen neun häufigsten Todesursachen, sind die aufgewendeten finanziellen Mittel, die für die Patientensicherheit zur Verfügung stehen, unverständlicherweise verschwindend gering. Dies ist umso tragischer, als dass die „Heilungschancen", also das Nutzen-Aufwand-Verhältnis bei der Diagnose „Fehler in der Medizin", viel höher sind als für viele Krankheiten mit einer ähnlich hohen Morbidität und Letalität. Bis zu 70% der Fehler sind auf Probleme im Bereich der Human Factors, also eben nicht auf mangelndes medizinisch-fachliches Wissen zurückzuführen (Cooper et al. 1978, Rall & Gaba 2009, Rall, Op Hey & Langewand 2018). Somit bietet das auf Verbesserung in diesem Bereich ausgerichtete Crew Resource Management Training (CRM-Training) unter Einsatz von realitätsnahen Patientensimulatoren eine herausragende Möglichkeit zur nachhaltigen Reduktion von vermeidbaren Patientenschäden (Rall 2012, 2013; Rall, Op Hey & Langewand 2018), wenngleich dies – wie in anderen Wirtschaftszweigen auch – noch nicht schlüssig bewiesen ist.

Für die Arbeit auf dem Rettungswagen und dem Notarzteinsatzfahrzeug ist anzunehmen, dass die Optimierung der Zusammenarbeit im Team und die Reflexion eigener Verhaltensweisen in kritischen und komplexen Situationen zu spürbar besseren Einsatzentscheidungen führen dürften. Noch fehlen eindeutige Messgrößen. Schon jetzt lassen sich aber auch auf dem RTW und dem NEF Techniken und Verfahren einsetzen, welche die menschliche Zuverlässigkeit fördern und damit die „menschlich bedingten" (also Human Factor based) Fehler reduzieren helfen.

Ursachen für „menschliche Fehler“

Wenn die Erkenntnis „Menschen machen Fehler“ auch nicht ganz neu ist, so lohnt es sich umso mehr zu betrachten, durch welche Momente die Human Factors zusätzlich beeinflussbar sind:

Einstellung und Kooperation

Die Entstehung von Fehlern ergibt sich aus dem komplexen Zusammenspiel von individuellen Faktoren, Technik und der aktuellen Situation des Notfalls. Unter der Voraussetzung, dass alle Mitarbeiter zusammenarbeiten, lassen sich Fehler in der Regel gut entdecken und ihre negativen Konsequenzen leichter verhindern. Wenn der gegenseitige Hinweis auf einen Fehler als Hilfe angesehen wird, ist die Chance größer, Schlimmeres zu verhindern. Eine grundsätzliche Zufriedenheit mit dem Beruf und dem Arbeitsklima einer Rettungswache schafft die Voraussetzung für motiviertes und effektives Arbeiten. Sind bereits hier Probleme existent, kann dies durchaus einen Nährboden für Fehler und deren breite Auswirkung darstellen. Besteht jedoch im Rettungsdienstbereich eine hohe Grundbereitschaft zur (auch organisationsübergreifenden) Kooperation, wird dies auch in kritischen Situationen einen offenen Austausch von Informationen begünstigen.

Kommunikation

Kommunikation im Team bedeutet:

- Austausch von Informationen
- Klärung offener Sachverhalte (z.B. Wunschklinik vs. Aufnahmebereitschaft)
- Klärung auch kritischer Fragen
- Hinterfragung getroffener Entscheidungen
- Beachtung der schlüssigen Kommunikation (Close the Loop, s.u. Leitsatz 7).

Maßgeblich für den Erfolg oder Misserfolg der Teamarbeit sind, und das in nicht unerheblichem Maße, der Kommunikationsstil und das Kommunikationsmuster. Hier geht es auch um die persönliche Einstellung oder Absicht, mit der kommuniziert wird. Erfolgt der Hinweis oder die Frage auf ein Problem mit der Absicht der Bloßstellung des Kollegen (z.B. Notfallsanitäter an Notarzt gerichtet über seinen Teampartner: „Der Kollege ist nur Sani.“) bzw. des Hilfeersuchenden (z.B. Schwester im Seniorenwohnheim: „Das ist doch kein Notfall!“), dient sie in der Mehrzahl der Fälle der eigenen Profilierung (im Sinne von: „Ich weiß mehr als du!“) und ist konfrontativ. Ist sie jedoch kooperativ im Sinne der Patienten, deren Angehörigen, des Praxispersonals oder anderer Beteiligter, hilft eine gute Kommunikation dabei, den Einsatz erfolgreich zu gestalten und die Patientensicherheit zu erhöhen.

Situative Aufmerksamkeit

Der Begriff „Situative Aufmerksamkeit“ (Situation Awareness) (v. Schulz et al. 2016, 2017) beschreibt die Fähigkeit, sich auf eine Aufgabe vollständig zu konzentrieren. Der Mensch ist kaum multitaskingfähig, und zwar egal, welchem Geschlecht man angehört (Burgess et al. 2000)! Daher ist es nicht zu empfehlen, zwei Dinge gleichzeitig erledigen zu wollen. Ablenkung, Langeweile und unvollständige Kommunikationsverläufe schränken die situative Aufmerksamkeit ein. Das kann dazu führen, dass zwar Widersprüche im Einsatzablauf erkannt werden, jedoch keine Reaktion daraufhin erfolgt. Was übrig bleibt, ist ein ungutes Gefühl bei einzelnen oder allen Teammitgliedern. Diesem „Bauchgefühl“ wird bei eingeschränkter Aufmerksamkeit dann aber oftmals nicht konsequent nachgegangen, was wiederum zu einer verharmlosenden Wahrnehmung der Gesamtsituation führen kann. Dabei werden oft Warnsignale (z.B. die rote Markierung am Druckminderer der Sauerstoffflasche) übersehen oder nicht ernst genommen. Oder ein Notfallpatient erhält erst eine Sauerstoffzufuhr, wenn ein entsprechend pulsoxymetrisch ermittelter Wert vorliegt (die leichte Zyanose wurde wegen einer Ablenkung oder schlechter Beleuchtung übersehen). Das ist jedoch kein böser Wille der Mitarbeiter. Der Arbeitsanfall war so groß, dass man dieses optisch wahrnehmbare Symptom übersah, es fand eine Aufmerksamkeitsspaltung statt. Die situative Aufmerksamkeit kann sowohl von jedem Einzelnen als auch im Team jederzeit aktiv optimiert werden.

Wahrnehmungen und Einschätzungen

Notfallbilder sind in ihrer Symptomatik komplex und nicht immer eindeutig. Daher sollten erste Arbeitsdiagnosen und die damit verbundenen Behandlungstaktiken nicht als „absolut“ und „unangreifbar“ in das Gedankenspiel des Rettungsteams vor Ort einbezogen werden. Vielmehr sollten *alle* Fakten oder Annahmen und Umstände einer regelmäßigen Beachtung und Re-Evaluation unterzogen und damit einer neuen Entscheidungsbasis zugetragen werden. Dieser Entscheidungsdruck erzeugt Stress. Stress wiederum bietet den Nährboden für fehlerträchtige Entscheidungen.

Wird die Lage nicht ständig kritisch reflektiert und mit den Wahrnehmungen der anderen Kollegen vor Ort abgeglichen, resultieren daraus sehr leicht Fehleinschätzungen und in deren Folge weitere Fehlentscheidungen usw. usf.

Entscheidungsfindung

Die Entscheidungsfindung an der Einsatzstelle sollte von der Bereitschaft geprägt sein, sich von der Einsatzmeldung gedanklich zu lösen. Gelingt einem dieser Schritt nicht, erhöht sich die Gefahr eines Fixierungsfehlers (Fioratou, Flin & Glavin 2010; DeKeyser et al. 1988). Der unvoreingenommene Blick auf die Einsatzstelle bzw. den Notfallpatienten ermöglicht eine objektivere Beurteilung der Situation, als dies dem Leitstellendisponenten durch das fernmündlich mitgeteilte und von Emotionen geprägte Hilfeersuchen des Anrufers möglich war. Der erste Eindruck sollte im Team abgeglichen werden, damit keine Information verloren geht, die für die weiteren Entscheidungen von Bedeutung sein könnte. Durch dieses Innehalten und Abgleichen der Informationen wird eine anpassungselastische, fehlerfeindliche Umgebung erzeugt. Selbst Entscheidungen, die nicht der dynamischen Lage angepasst wurden, kann durch regelhafte Re-Evaluation des Einsatzablaufes entgegengewirkt werden.

Was ist Crew Resource Management?

Begriffsdefinition des CRM (nach Rall & Gaba 2009; Rall, Op Hey & Langewand 2018; Howard et al. 1992)

Crew Resource Management:
CRM ist das allgemeine Management (und die Prävention) von Zwischenfällen. Die CRM-Fähigkeiten können aufgrund ihrer generischen Natur auf nahezu alle medizinischen Situationen angewandt werden.

„Crew“:
Zur Crew gehören alle Personen, die direkt oder indirekt an einer Aufgabe mitarbeiten. Im engeren Sinne wäre mit „Crew“ das RTW-Team gemeint, oder bei Notarzteinsätzen, das RTW-Team mit dem Notarzt und NEF-NotSan zusammen. Im Schockraum wäre die „Crew“ dann das ganze Schockraumteam. Früher wurde statt „Crew“ manchmal von „Crisis“ Management gesprochen, wobei mit „Crisis“ nicht das deutsche Wort „Krise“ gemeint war, sondern eher ein Notfall, Zwischenfall oder eine Komplikation.

„Resource“:
Ressourcen sind alle Personen, Geräte und Verfahren, die zum Schutz und Wohl des Patienten eingesetzt werden können. Dabei ist die eigene (!) Person ebenso wichtig wie die anderen Teammitglieder. In diesem Sinne geht CRM über das reine Teammanagement hinaus.

„Management“:
Das Management dieser Ressourcen auf hoher kognitiver Ebene unter den Bedingungen eines Zwischen- oder Notfalls wird als CRM bezeichnet. Die Methoden des CRM können, unter Routinebedingungen angewandt, ebenso zur primären Vermeidung von Zwischenfällen oder unnötiger Stressbelastung bei der Einsatzbearbeitung beitragen.

Bei konsequenter Anwendung und Umsetzung von CRM-Leitsätzen kann die überwiegende Mehrzahl der Fehler oder Zwischenfälle, deren Ursachen im Bereich der Mitarbeiter bzw. Strukturen des Rettungsdienstes liegen, vermieden oder zumindest in ihrer Auswirkung abgeschwächt werden (Rall 2010).

Professor Dr. David Gaba von der Stanford University definiert CRM wir folgt:

> „Crew Resource Management ist die Fähigkeit, das Wissen, was getan werden muss, auch unter den ungünstigen und unübersichtlichen Bedingungen der Realität eines medizinischen Notfalls in effektive Maßnahmen im Team umzusetzen" (Howard et al. 1992).

In diesem Buch sollen die Prinzipien des CRM vorgestellt werden. Dabei beziehen wir uns auf die aktuelle Version der CRM-Leitsätze nach Rall & Gaba (2009). Seit ihrer Einführung vor mehr als 15 Jahren hat sich die Anwendung in der Praxis, insbesondere in der Anästhesie, Intensiv- und Notfallmedizin, bewährt und als alltagstauglich erwiesen (vgl. Rall & Gaba 2009; Rall, Op Hey & Langewand 2018).

Die 15 CRM-Leitsätze nach Rall & Gaba (2009):

1. Kenne Deine Arbeitsumgebung.
2. Antizipiere und plane voraus.
3. Hilfe anfordern, lieber früh als spät.
4. Übernimm die Führungsrolle oder sei ein gutes Teammitglied mit Beharrlichkeit.
5. Verteile die Arbeitsbelastung (10-Sekunden-für-10-Minuten).
6. Mobilisiere alle verfügbaren Ressourcen (Personen und Technik).
7. Kommuniziere sicher und effektiv – sag', was Dich bewegt.
8. Beachte und verwende alle vorhandenen Informationen.
9. Verhindere und erkenne Fixierungsfehler.
10. Habe Zweifel und überprüfe genau (Double Check! Nie etwas annehmen!).
11. Verwende Merkhilfen und schlage nach.
12. Re-evaluiere die Situation immer wieder (wende das 10-für-10-Prinzip an).
13. Achte auf gute Teamarbeit – andere unterstützen und sich koordinieren.
14. Lenke Deine Aufmerksamkeit bewusst.
15. Setze Prioritäten dynamisch.

Die Idee des CRM geht dabei aber deutlich über die Optimierung der Teamkommunikation hinaus. CRM ist mehr als Teammanagement und Kommunikation; neben diesen Elementen werden Komponenten zur Optimierung der eigenen kognitiven Fähigkeiten dargestellt.

Tab. 1: Komponenten des CRM (nach Rall & Dieckmann 2005a, 2005b)	
Kognitive, auf das Individuum bezogene Aspekte	**Team- und Kommunikationsaspekte**
• Situation Awareness, bewusstes Lenken der Aufmerksamkeit	• Kommuniziere effektiv, Kommunikationsschleife schließen, Feedback
• Dynamic Decision Making, setzen von Prioritäten, Führungsrolle	• Teamwork (Führungs- und Mitgliederrolle)
• Fixierungsfehler	• Besprechen vor und nach Einsätzen (Briefing/Debriefing)
• Arbeitsumgebung kennen und antizipieren	• Arbeitsbelastung verteilen; sehen was nötig ist
• Anfordern von Hilfe	• Optimales Nutzen von Hilfe

Das alleinige Wissen um CRM reicht zur Erhöhung der Patientensicherheit nicht aus. Vielmehr bedarf es in der Praxis eines Umfeldes, in welchem die Prinzipien bekannt sind, eingeübt und breitflächig angewendet werden.

Crew Resource Management und Sicherheitskultur

Eine hohe und über allen Ebenen stabile Patientensicherheit im Rettungsdienst wird erreicht, wenn alle Einflussfaktoren der Patientenversorgung von der Idee des CRM erfasst werden. Neben dem einwandfreien technischen Zustand der Einsatzfahrzeuge und des medizinischen Equipments, umfasst die Anwendung der CRM-Leitlinien die Wege der Entscheidungsfindung und die Umsetzung der Maßnahmen am Patienten im Team.

Teamkommunikation

„Kann mal jemand einen Zugang legen?“, ist zwar eine freundliche und nette Bemerkung des Teamleaders, mehr aber auch nicht. Mögliche Reaktionen im Team könnten sein:

„Ja, ich mache das.“ → Dies käme der Intension des Teamleaders sicherlich am nächsten.

„Ja, ich kann das.“ (Es stellt sich nur die Frage: Soll/darf ich auch?)

„Nein, kann ich nicht.“ (Muss ich aber auch nicht sagen, da ich mich dafür schäme.)

...

Um diesen „Konflikt“ zu lösen, ist folgender Ansatz denkbar: *„Name des Kollegen, lege bitte jetzt einen i.v. Zugang!“*. Es wird also eine konkrete Person im Team angesprochen und damit eindeutig geregelt, dass diese Maßnahme jetzt und durch diese bestimmte Person durchgeführt werden soll.

Die Qualität der Patientensicherheit wird von vielen weiteren Faktoren maßgeblich bestimmt. Neben der o.g. Teamkommunikation betrachten wir an dieser Stelle die Verwendung von Checklisten (Ziewacz et al. 2011, Rall 2015).

Prinzipiell sind Checklisten nötig und sollten im Rettungsdienst vorhanden sein. Nur: Es kommt auf den Inhalt an! Wenn eine Checkliste geführt wird, um zu dokumentieren, dass alle Checklisten des Tages ausgefüllt wurden, führt sich eine Checkliste ad absurdum und bei den Mitarbeitern zur Ablehnung. Gleiches trifft zu, wenn eine Checkliste mehr als 15 Kontrollpunkte enthält oder gar keine Mängelfeststellungen beinhalten darf. Dies bedeutet in den meisten Fällen, dass der Mitarbeiter seine Eintragungen an der gewünschten Stelle zwar vornimmt und so die Checkliste formell abarbeitet, aber ohne dass eine tatsächlich mit Interesse durchgeführte Kontrolle stattfindet. Ein solches „anerzogenes“ Verhalten kann u.U. der Beginn einer Patientengefährdung sein. Eine Checkliste sollte daher stets Regelungen beinhalten, wie mit der per Checkliste festgestellten Abweichung im Sinne der Ursachenbeseitigung umgegangen wird.

Die Einflussfaktoren für die Patientensicherheit sind also sowohl im individuellen kognitiven Bereich, in der interpersonellen Kommunikation als auch in konkreten Handlungen oder Hilfsmitteln bzw. institutionellen Vorgaben zu suchen: Der Begriff „Sicherheitskultur“ kann, aus der Hochrisikowelt der Atomindustrie übernommen, daher wie folgt definiert werden: „Sicherheitskultur bezeichnet die Gesamtheit der Überzeugungen, Werte und Praktiken von Individuen und Organisationen, die darüber entscheiden, was als eine Gefahr anzusehen ist und mit welchen Mitteln ihr begegnet werden soll“ (IAEA 1988, 1991).

Die Sicherheit der zu treffenden Entscheidungen am Notfallort kann gefährdet sein, wenn die diese Sicherheit beeinflussenden Parameter nicht gewissenhaft und konsequent beleuchtet und verbessert werden. Ebenso ist die Einhaltung der verschiedenen Guidelines konsequent gefragt. Dazu sind die Anwendungen der CRM-Prinzipien geeignet, denn sie schaffen eine – im Sinne einer positiven Routine – vergleichbare Herangehensweise an das Notfallgeschehen. Erst wenn die Entscheidungssicherheit und die Entscheidungsqualität im Notfalleinsatz tatsächlich zu den wichtigsten Zielen allen Handelns werden, wird das Team dem Ziel einer positiven Sicherheitskultur einen entscheidenden Schritt näher gekommen sein. Dazu gehört grundlegend auch der offene und sanktionsfreie Umgang mit Fehlern.

Fehler im Behandlungsverlauf

Reduziert sich im Einsatz tatsächlich die Fehlerquote, wenn wir nach CRM-Leitsätzen trainieren und die Idee des CRM als einen Teil unseres täglichen Handelns etablieren? Natürlich kann diese Frage nicht mit einem einfachen „Ja" oder „Nein" beantwortet werden. Der reale Notfalleinsatz ist hochkomplex, sodass selbst nach intensivem Üben eine 1:1-Reproduktion des Trainingsverhaltens unrealistisch erscheint. Und doch ist es bewiesen, dass sich Fehlerhäufigkeiten reduzieren und durch professionelles Training messbar gesenkt werden können. So konnte z.B. in England durch intensive Teamtrainings die Gefahr der Entstehung frühkindlicher Hirnschäden bei der Geburt merklich reduziert werden (Draycott et al. 2006). In den USA konnte durch Einführung der CRM-Prinzipien die gesamte chirurgische Mortalität reduziert werden (Neily et al. 2010). Auf einer Intensivstation in den Niederlanden konnte die Rate der erfolgreichen Reanimation von 19% auf 55% erhöht werden (Haerkens et al. 2018).

Wesentliches Ziel bei der Patientensichert ist, die Fehlerhäufigkeit zu senken. Wie kann die Zeit zwischen den einzelnen Fehlern verlängert werden?

Die DIN EN ISO 9000: 2015 definiert Fehler als „Nichterfüllung einer Anforderung". Der Begriff „Fehler" ist in dieser Definition über Negation bestimmt, also über das Nichtzutreffen/-eintreten einer Bedingung. Eine Definition für den Begriff „menschlicher Fehler" fehlt in der Norm des Deutschen Instituts für Normung (DIN). Jedoch bestimmt die Norm im Punkt 3.10.3 den menschlichen Faktor als das „Merkmal einer Person, welche Auswirkung auf ein zu betrachtendes Objekt hat". Im Grunde ist die o.g. Anforderung nichts anderes als ein Erfordernis oder eine Erwartung, welche festgelegt, üblicherweise vorausgesetzt oder verpflichtend ist für den Prozess, die einzelne Handlung oder das (gewünschte) Gesamtergebnis. Ein menschlicher Fehler kann somit im weitesten Sinne als Ausbleiben eines erwarteten oder sonst üblichen bzw. notwendigen Schrittes einer handelnden Person(-engruppe) verstanden werden.

Durch Erkenntnisse der Industrie an Hochrisikoarbeitsplätzen konnte eine gut anwendbare Definition erarbeitet werden, mit der *Fehlerfreiheit* betrachtet werden kann: Die sog. Mean Time Between Failure (MTBF) ist ein statistischer Mittelwert für die Zeit, wie lange ein Mensch fehlerfrei arbeitet (entnommen Siemens AG 2021), d.h. die erwarteten Anforderungen erfüllt.

Interessant bei der Analyse eines Fehlers ist also die Häufigkeit seines Auftretens in einer bestimmten Zeiteinheit unter Beachtung der in dieser Zeit zu realisierenden notwendigen Tätigkeiten. Anders gefragt: „Wie lange kann ein Mensch unter welchen Bedingungen fehlerfrei arbeiten?"

MTBF und Fehlerhäufigkeit

Mean Time Between Failure (MTBF)	Fehlerhäufigkeit in einer Zeiteinheit		
= statistischer Mittelwert für die Zeit zwischen zwei Fehlern	Routine, gewohnte Tätigkeit	Alle 30 min ein Fehler	***CRM & Sim-Training***
= wie lange ein Mensch fehlerfrei arbeitet	Komplexe Aufgaben, kein Stress	Alle 5 min ein Fehler	
	Komplexe Aufgaben, unter Stress	Alle 30 sec ein Fehler	***CRM & Sim-Training***

Aus unserer Sicht können ein regelmäßiges Training im Team und die Anwendung der CRM-Prinzipien die Häufigkeit der Fehler minimieren und deren Eintreffwahrscheinlichkeit signifikant verringern. Die Analyse bereits gemachter Fehler ist unerlässlich, wenn in einem Notfalleinsatz zukünftig Fehler vermieden werden sollen.

Wie bereits ausgeführt, verursacht der Mensch etwa 70% der Fehler. Aber: Ein Fehler allein ist selten für die Entstehung eines Zwischenfalls verantwortlich. Erst das Zusammenwirken verschiedener Umstände, eventuell bei fehlender Wahrnehmung

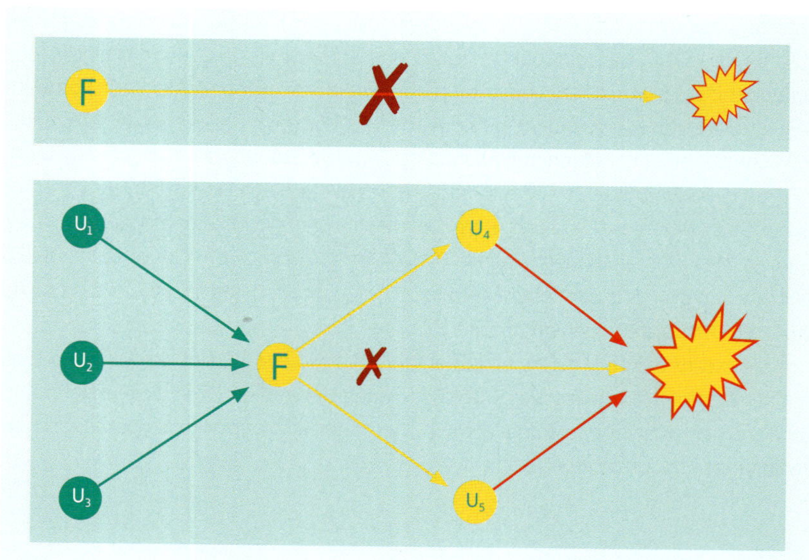

Abb. 5: Fehlerentstehung

deren Anwesenheit, wird aller Wahrscheinlichkeit nach zu einem spürbaren Zwischenfall führen.

Ein Beispiel zur Fehlerentstehung:

Eine mit ca. 50 bar gefüllte 2-Liter-Sauerstoffflasche einer Beatmungseinheit im Rettungsdienst sollte als ein latenter Fehler (F) gesehen werden.

- *Szenario 1:* Ein Patient mit akutem Lungenödem benötigt 10 Liter Sauerstoff/min über Inhalationsmaske (Umstand [U] 1). Der Patient befindet sich im Erdgeschoß (U2) und kann innerhalb von 10 min in den RTW verbracht werden (U3). Dort wird die Inhalationsmaske an das Bordnetz des RTW angeschlossen und der Patient kann weiter mit Sauerstoff versorgt werden. Der mögliche Fehler (keine mobile Sauerstoffversorgung möglich) bleibt im Verborgenen.
- *Szenario 2:* Ein Patient mit akutem Lungenödem benötigt 10 Liter Sauerstoff/min über eine Inhalationsmaske (U1), befindet sich im Erdgeschoß (U2) und kann nicht innerhalb von 10 min in den RTW verbracht werden (U3). Die Besatzung des 6 min später eintreffenden NEF bringt ihre Beatmungseinheit mit an den Behandlungsort und der Patient kann weiter mit Sauerstoff versorgt werden. Der mögliche Fehler (keine Sauerstoffversorgung möglich) bleibt weiter im Verborgenen.
- *Szenario 3:* Ein Patient mit akutem Lungenödem benötigt 10 Liter Sauerstoff/min über eine Inhalationsmaske (U1), befindet sich im 8. Stock (U2) und kann nicht innerhalb von 10 min in den RTW verbracht werden (U3). Nach 6 min Behandlungszeit in der Wohnung wird der Patient jetzt reanimationspflichtig. Die Besatzung des NEF trifft frühestens in 10 min (U4) ein. Das RTW Team bemerkt den Fehler der leeren Sauerstoffflasche und muss ohne Sauerstoff reanimieren (U5). Jetzt demaskiert sich der mögliche Fehler (keine zusätzliche Sauerstoffversorgung möglich).

Der Psychologe James Reason (1990) schreibt dazu, dass bei der Fehlerentstehung die Abwehrmechanismen verschiedener Fehlertypen in einer bestimmten Konstellation zueinander stehen. Dabei versucht jeder Abwehrmechanismus, die ständig im Raum anwesenden Fehler entsprechend seiner „Zuständigkeit" zu neutralisieren. Diesen Abwehrmechanismen kann man sich wie in Abbildung 6 als Käsescheiben vorstellen, welche wie Schutzschilde zwischen der Fehlermöglichkeit und dem tatsächlichen Eintritt stehen. Diese Käsescheiben sind als symbolische Stellvertreter für bereits getroffene und im täglichen Einsatz angewendete Präventivmaßnahmen (Checklisten, Arbeitsanweisungen etc.) zu sehen. Im ersten Fall konnte das Warnsignal der roten Markierung am Druckminderer durch die begünstigten Faktoren U2 und U3 noch gut kompensiert werden. Im dritten Beispiel standen die Käsescheiben so ungünstig zueinander, dass der bis dahin latente Fehler ungehindert passieren und es somit zum

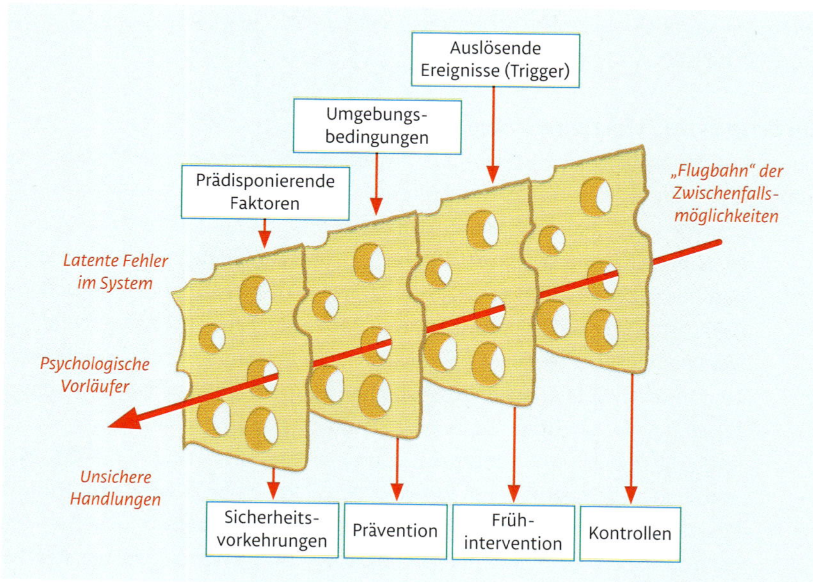

Abb. 6: Käsescheibenmodell der Zwischenfallentstehung nach Reason (1990)

Zwischenfall der Sauerstoffminderversorgung kommen konnte. Die Anwendung des CRM kann nun dazu beitragen, ein Loch zu schließen, also eine Käsescheibe zu verschieben, oder die Konsequenzen eines durchschlagenden Fehlers zu minimieren. Die konsequente Anwendung der CRM-Leitsätze positioniert also die Käsescheiben und unterbricht die Entstehung des Fehlers.

II. Zur Verringerung von Fehlern – CRM-Prinzipien in 15 Leitsätzen

Um CRM im Rettungswesen nachhaltig zu etablieren, braucht es ein fassbares Handwerkszeug für den Anwender, dies heißt „begreifbare Ideen" zur praxisnahen Anwendung mit trainierbaren Inhalten. Hierzu zählen gut verankerbare Grundsätze, welche vor allem unter Stress gut abruf- und damit anwendbar sind. Diesen Charakter besitzen die CRM-Leitsätze nach Rall und Gaba, welche von dem Psychologen Peter Dieckmann verfeinert wurden und nachfolgend für den rettungsdienstlichen Alltag umsetzbar dargestellt werden (vgl. Rall & Gaba 2009; Rall & Lackner 2010a, 2010b; Rall, Op Hey & Langewand 2018). Anhand von 30 Fallbeispielen werden die Kernaussagen der 15 CRM-Leitsätze im Folgenden anschaulich vermittelt.

Diese 15 Leitsätze sind miteinander verwoben und scheinen auf den ersten Blick teilweise redundant. Dies ist volle Absicht, denn durch diese Verflechtung und nuancierte Wiederholung soll ein möglichst dichtes Netz gegen Fehler entstehen. Wenn Sie diese Leitsätze in der einen oder anderen Ausprägung regelmäßig anwenden, können Sie sich bald „CRM-Profi" nennen!

Sie finden zu jedem Leitsatz zwei Beispiele aus der rettungsdienstlichen Praxis und eine Erläuterung, warum die Anwendung des Leitsatzes die Sicherheit des Patienten und des Personals erhöht hat. Dazu finden Sie im Sinne einer persönlichen Checkliste einige Fragen, die Sie auf dem Wege zum CRM-Profi für sich selbst beantworten können.

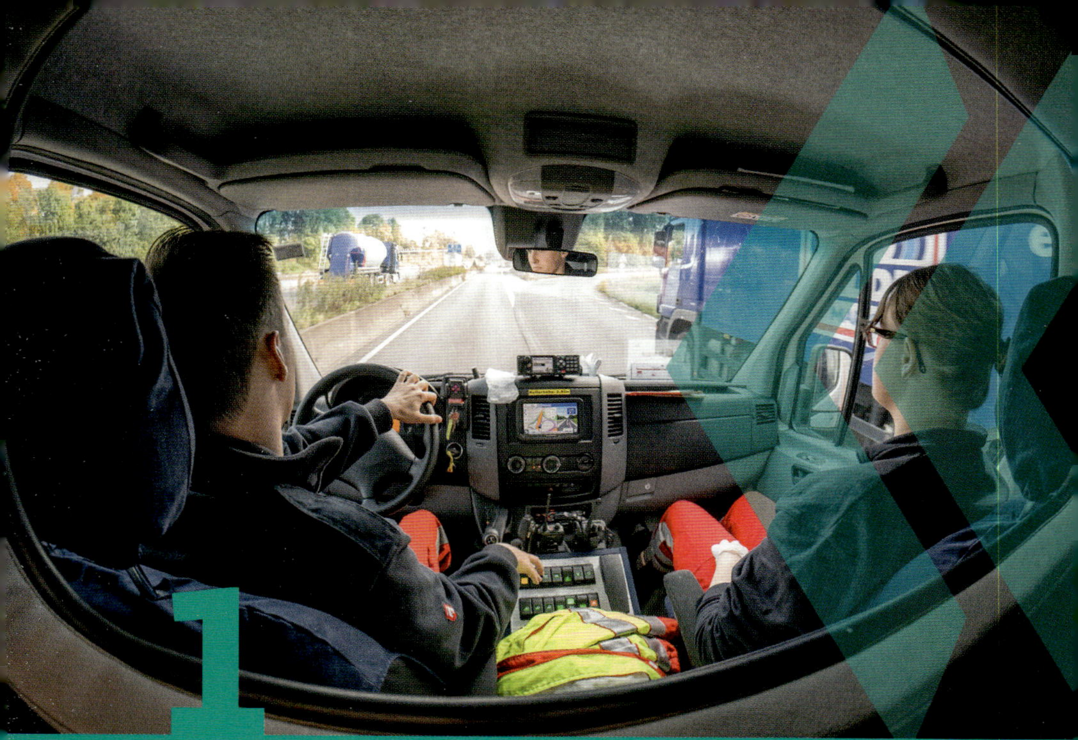

1

Leitsatz 1:

Kenne Deine Arbeitsumgebung (Technik und Organisation).

Der Fall (1):

Ein Intensivpatient (Zustand nach CPR ohne Bewusstseinserlangung, intubiert und beatmet) wird zur Verlegung zur PTCA bei der Leitstelle als dringlicher Einsatz angemeldet. Die alarmierte RTW-Besatzung macht sich sofort auf den Weg. Für den Patiententransport wird eine ungefähre Fahrzeit bis ins Zielklinikum von 60 min eingeplant. Der von der Klinik gestellte Arzt zur Transportbegleitung möchte während der Fahrt die begonnene milde Hypothermie fortsetzen. Die RTW-Besatzung weist den Arzt auf ein fehlendes Temperaturmonitoring im Fahrzeug hin. Der NotSan fragt daraufhin bei dem Medizinproduktebeauftragten der Rettungswache nach. Dieser sagt ihm dann, dass es mit diesem EKG-Kombinationsgerät möglich sei, ein solches Monitoring herzustellen, und beschreibt ihm das notwendige Vorgehen. Daraufhin kann die Kühlung während des Transportes aufrechterhalten werden und die Verlegung unter Beibehaltung der vom Arzt geplanten Therapie erfolgen.

Der Fall (2):

Ein 68-jähriger Patient mit akutem Lungenödem bei Verdacht auf Verschluss der RIVA und kritischen Kreislaufverhältnissen soll aus der Zentralen Notaufnahme einer Klinik der Grund- und Regelversorgung in das am nächsten gelegene Herzkatheterlabor (HKL) verlegt werden. Die geschätzte Transportzeit beträgt ca. 30 min. Der Patient ist ängstlich und unruhig. Der Notarzt (Internist) kommuniziert klar und deutlich im Team, das ihm das Narkoserisiko zu hoch sei. Daraufhin schlägt ihm der Notfallsanitäter vor, die seit zwei Tagen auf dem RTW befindliche NIV-Maske einzusetzen. Er habe sich mit dem Umgang dieser Maske vertraut gemacht und sei sich in der Anwendung sicher. Dem stimmt der Notarzt zu und der Patient wird unter CPAP-Beatmung transportiert. Der Kreislauf erholt sich noch während des Transportes, die endotracheale Intubation konnte ebenso vermieden werden wie eine zusätzliche Kreislaufbelastung durch ein Narkoseverfahren.

Erläuterung zur Anwendung des Leitsatzes 1:

Idealerweise beginnt das Management von Zwischenfällen vor dem Zwischenfall. Ein Schlüssel ist, die eigenen Ressourcen zu kennen. Ressourcen sind z.B. verfügbares Personal, Einsatzmittel und die eigene technische Ausrüstung. Dabei sollte dem routinierten Umgang mit dem Notfallequipment eine favorisierte Rolle zukommen. Natürlich ist der Aspekt, sich Hilfe holen zu können, ein ganz wesentlicher Inhalt von CRM. In diesem Zusammenhang ist es wichtig, vorhandene Rückfallebenen zu kennen und sie sicher und effektiv anwenden zu können.

Denken Sie vor allem auch oder gerade an die Elemente, die Sie selten brauchen. Bleiben Sie bitte mit Ihren Geräten vertraut, sodass Sie die Bedienung dieser nicht erst bei einem Zwischenfall lernen müssen.

Fragen auf dem Weg zum CRM-Profi:

- Kennen Sie Ihr Arbeitsgerät und Ihre Arbeitsumgebung, wie z.B. den RTW?
- Sind Sie z.B. in der Lage, Ihren Defibrillator im Falle einer Kardioversion sicher bedienen zu können?
- Wie sieht es mit dem Perfusor® aus?

MERKE:

Während eines Notfalls kann das Kennen und Verwenden der verfügbaren menschlichen, technischen und organisatorischen Ressourcen deutlich den Stress reduzieren. Bei zeitkritischen Zwischenfällen kann dieses Wissen für die Patientensicherheit entscheidend sein.

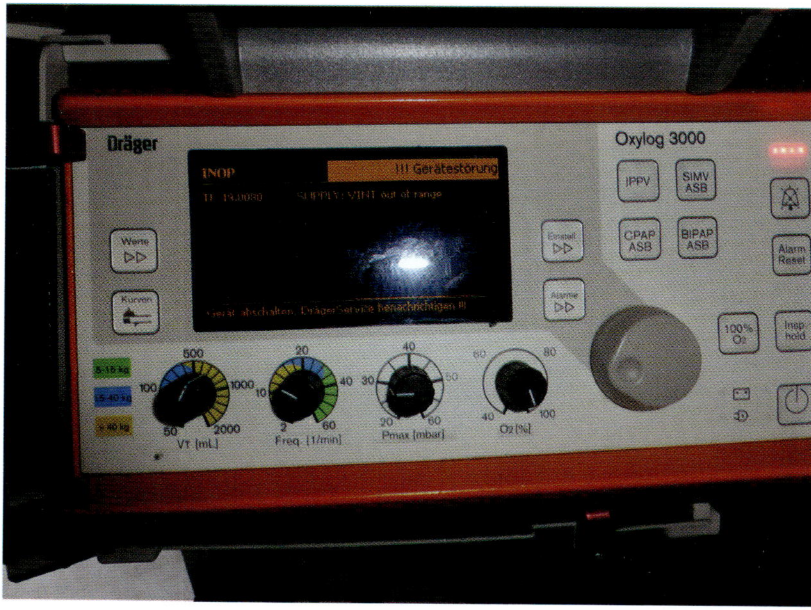

Abb. 7: Haben Sie eine Rückfallebene für ein ausfallendes Beatmungsgerät?

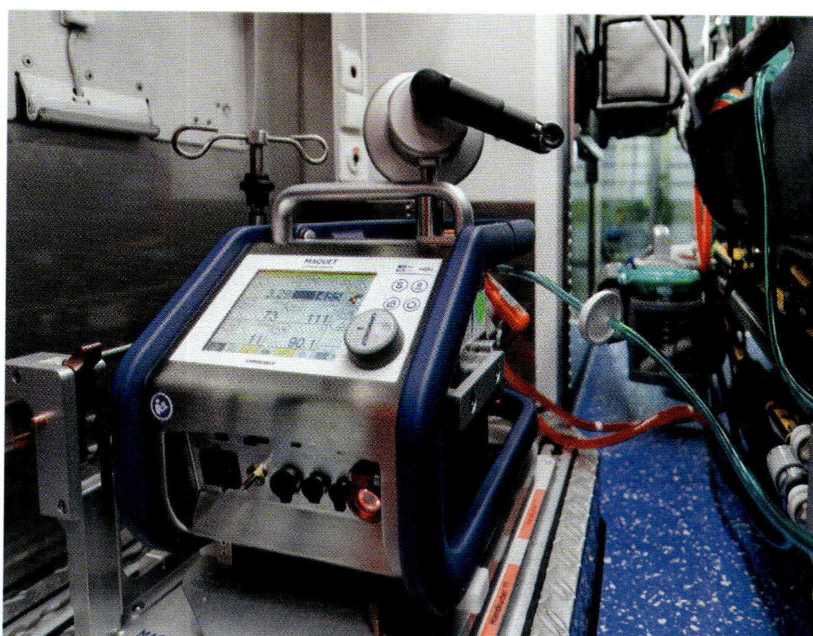

Abb. 8: Können Sie auch selten angewendete Geräte sicher bedienen?

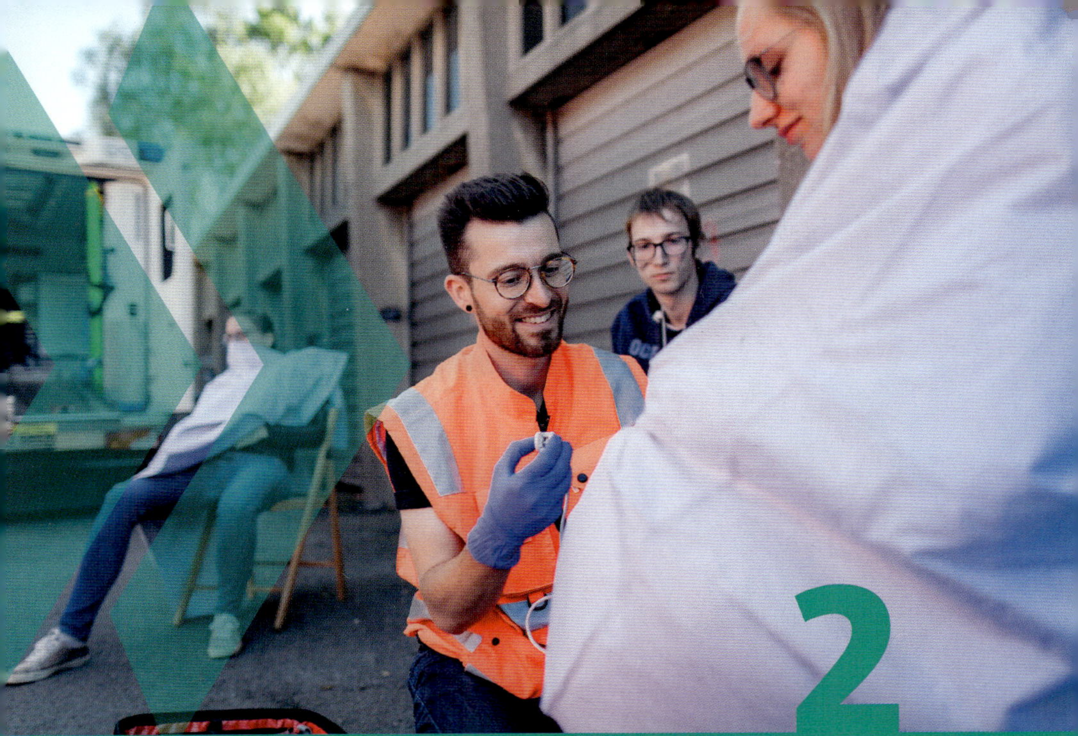

2

Leitsatz 2:

Antizipiere und plane voraus.

Der Fall (3):

Das zu einem kindlichen Atemnotanfall gerufene Rettungsteam trifft ein Kleinkind (20 Monate) mit ausgeprägter Pseudokrupp-Symptomatik an. Nach eingehender Untersuchung entscheidet sich der Notfallsanitäter gemäß den geltenden SOP für die Gabe eines Kortisons als Suppositorium. Dieses befindet sich allerdings nicht im Kindernotfallkoffer. Die Suppositorien werden wegen der Temperaturschwankungen im Kühlfach des RTW aufbewahrt. Somit steht das Notfallmedikament nicht in der Wohnung zur Verfügung. Der Notfallsanitäter fordert den Rettungssanitäter auf, das Medikament aus dem RTW zu holen. Nach der anfänglichen Unsicherheit bei der Suche kommt nun auch noch das Gefühl des Zeitdrucks dazu, welches beim Warten auf den Fahrstuhl (8. Stock) noch verstärkt wird. Insgesamt bleibt ein schlechtes Gewissen beim RTW-Team nach dieser örtlichen Notfallversorgung zurück.

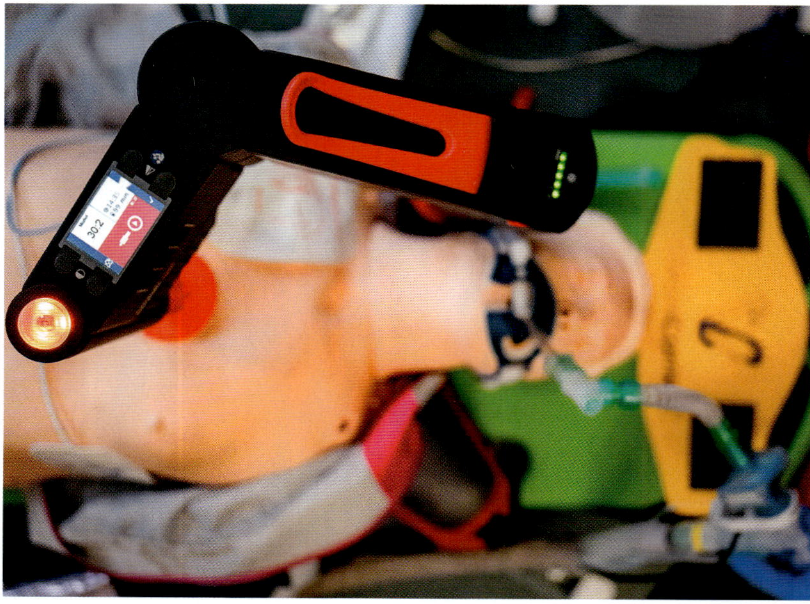

Abb. 9: Reanimationshilfe als technische Ressource nutzen

Der Fall (4):

Bei einer 55-jährigen Patientin wird ein STEMI diagnostiziert. Mit dem eigentlichen Beginn der Transportphase wird sie in der Wohnung reanimationspflichtig. Nach leitlinienkonformer Therapie des ACS wird die CPR eingeleitet. Nach 15 min bestehendem Kammerflimmern und weiteren 10 min Asystolie entscheidet der Notarzt die Anwendung der Lysetherapie. Am Einsatzort befinden sich zwei Notfallsanitäter, ein Rettungssanitäter, ein Notarzt sowie ein Auszubildender zum NotSan im ersten Lehrjahr.

Da sich der Sauerstoffvorrat der Beatmungseinheit dem Ende neigt, wird der Auszubildende von einem der NotSan beauftragt, die Reserveflasche für das Beatmungsgerät aus dem RTW zu besorgen (Lagerungsort wird beschrieben). Dieser bringt zusätzlich neben der Ersatzflasche eine mechanische Reanimationshilfe mit, welche sich auf dem NEF befindet.

Erläuterung zur Anwendung des Leitsatzes 2:

Antizipation – die gedankliche Vorwegnahme von Handlungsschritten – ist der Schlüssel für ein zielgerichtetes Handeln. Überlegen Sie vor einer Entscheidung, welche Schwierigkeiten zu erwarten sind, und planen Sie, wie Sie gegebenenfalls damit umgehen wollen. Erwarten Sie das Unerwartete bzw. das Unwahrscheinlichste und besprechen Sie Ihr geplantes Vorgehen mit allen Beteiligten. Denken Sie dabei auch an mögliche Komplikationen wie im Fall 3. (Der Fall 3 könnte ebenso unter Leitsatz 1 stehen. Daran soll verdeutlicht werden, dass sich die CRM-Leitsätze gegenseitig stützen.)

Seien Sie vorbereitet und bleiben Sie Herr der Lage durch aktives Agieren, bevor Sie auf die Situation *re*agieren müssen. Arbeiten Sie nicht nur am aktuellen Problem, sondern schauen Sie gedanklich voraus (antizipieren wie in Fall 4).

Erfahrene Rettungsdienstkräfte und Notärzte antizipieren und planen meist mehr als nach außen dringt – dies macht unter anderem ihren Ruf als „alte Hasen" aus. Rechtzeitige Vorausplanungen und Absprachen im Team über die zu erwartende Aktion oder geplante Maßnahmen ersparen Fehlentscheidungen, Missverständnisse und „böse" Überraschungen. Problematisch wird es, wenn die Vorausplanung zu lange nur intern stattfindet und versäumt wird, das restliche Team mit ins Boot zu holen (s. Leitsätze 7 und 13).

Fragen auf dem Weg zum CRM-Profi:

- Sind Ihnen die typischen Verläufe von kritischen Krankheiten und Verletzungen bekannt?
- Kennen Sie die notwendigen Behandlungsschritte, die Interaktionen im Team erfordern?

MERKE:

Antizipation hilft dabei, Überraschungen zu vermeiden. Während eines Zwischenfalls oder Einsatzverlaufes können Sie Überraschungen nicht brauchen. Das Vorausplanen und die Kommunikation dieser Planung im gesamten Team nehmen viel Spannung aus diesen „heißen" Phasen.

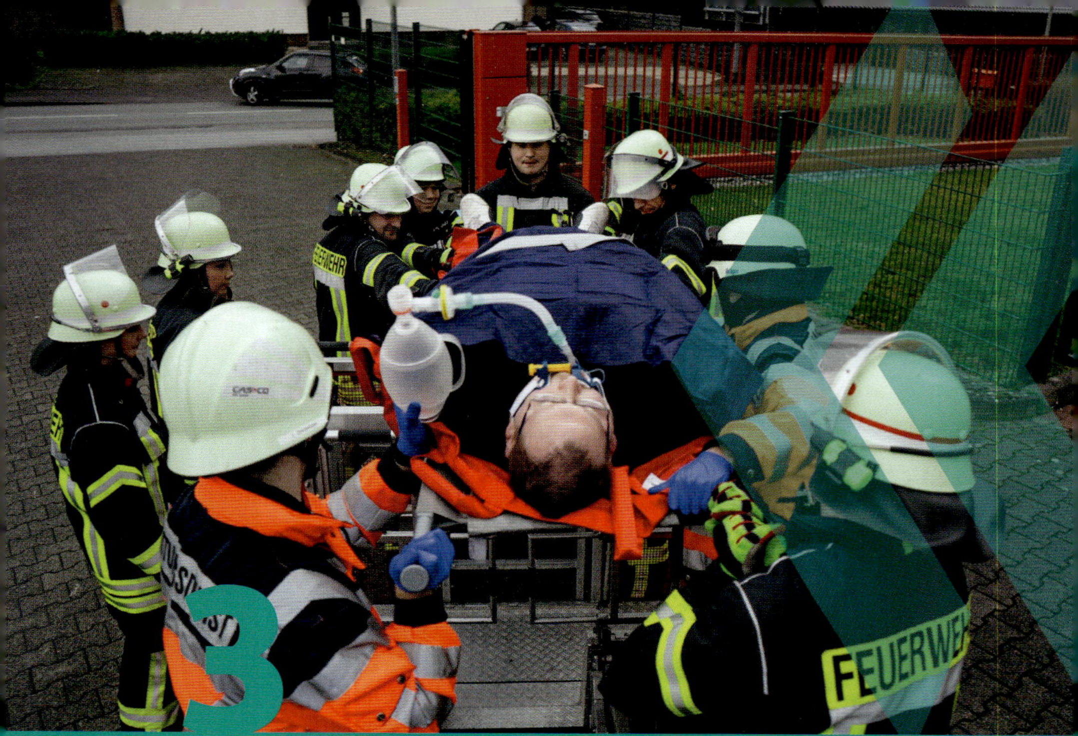

3

Leitsatz 3:

Fordere Hilfe an – lieber früh als spät.

Der Fall (5):

RTW-Einsatz zu Verkehrsunfall im ländlichen Gebiet: Anforderung durch Polizei: „ein leicht verletzter Motorradfahrer im Straßengraben". Die eintreffende RTW-Besatzung findet an der Einsatzstelle einen auf der Straße liegenden Motorradfahrer vor. Die erste orientierende Untersuchung ergibt bei dem wachen Patienten ein leichtes Nasenbluten, eine Schmerzangabe im HWS-Bereich und diffus im Abdomen sowie den Verdacht auf eine Oberschenkelfraktur. Daraufhin wird ein Notarzt an die Einsatzstelle nachgefordert. Die weitere Versorgung erfolgt gemäß <c>ABCDE der Traumaversorgung. Nach 15 min trifft der Notarzt an der Einsatzstelle ein, welcher einen nunmehr soporösen Patienten mit Zeichen eines hämorrhagischen Schocks vorfindet. Es erfolgt die Anforderung eines RTH, welcher in 20 min vor Ort sein kann.

Der Fall (6):

Gegen vier Uhr morgens erhält eine RTW-Besatzung die Einsatzmeldung: „Hausgeburt – Wehen alle zwei Minuten". Diese nicht alltägliche Einsatzmeldung lässt die Kollegen schlagartig wach werden. Auf der Alarmfahrt bereiten sie sich auf die kommende Aufgabe vor und stellen dabei fest, dass sie über wenig geburtshilfliche Erfahrung verfügen. Deshalb bitten sie die Leistelle, die Verfügbarkeit einer Hebamme abzuprüfen und gegebenenfalls mit an die Einsatzstelle zu entsenden. Zwei Minuten nach Eintreffen des RTW ist eine Hebamme vor Ort.

Erläuterung zur Anwendung des Leitsatzes 3:

Das Kennen der eigenen Grenzen und das frühe Hinzurufen von Hilfe sind Kennzeichen professionellen Handelns. Zu versuchen, einen Zwischenfall oder eine schwierige Versorgungssituation allein durchzustehen, ist gefährlich und nicht angemessen. Im Falle eines vermuteten Problems sollten Sie Hilfe anfordern (Fall 6). Sollte sich die Lage beim Eintreffen der nachgeforderten Kräfte bereits entspannt haben, sollten vor Ort keine Vorwürfe gegenüber den Nachfordernden gemacht werden. Zum Zeitpunkt der Alarmierung lagen mit Sicherheit triftige Gründe für die Nachforderung vor, beispielsweise:

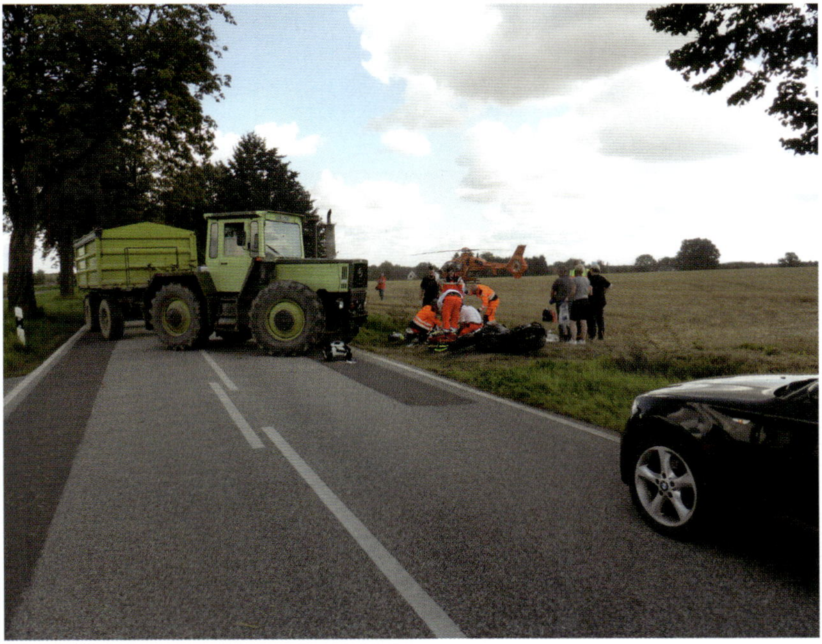

Abb. 10: Lage vor Ort weicht von Einsatzmeldung ab – schwer statt leicht verletzter Motorradfahrer

- Ohnmachtsanfall im Seniorenwohnheim → bei Eintreffen der Rettung ist der Patient wieder wach;
- Notarztnachforderung wegen Anaphylaxie infolge einer Medikamentengabe derzeit im Stadium 1 → bis zum Eintreffen des Notarztes hat sich die Situation nicht verändert.

Alle zusätzlichen Kräfte, die Sie anfordern, werden eine bestimmte Vorlaufzeit haben, bevor sie vor Ort verfügbar sind (Fall 5). Schnell entwickelt sich ein Notfall zu einem hochverdichteten Einsatzszenario, welches nicht mehr mit den normalen Mitteln der Regelversorgung bewältigt werden kann. Sie sollten wissen, wie Sie Hilfe erreichen können und wie lange es – realistisch betrachtet – dauern wird, bis die angeforderte Unterstützung zur Stelle ist.

Die Kenntnis über die verfügbare Hilfe nimmt direkten Einfluss auf Ihre Handlungsplanung und Einsatzgestaltung. In einigen Bereichen, in denen z.B. kein Baby-Notarztwagen oder „Storchen-RTW" zur Regelvorhaltung zählen, kann es sein, dass Hebammendienste oder niedergelassene Kinderärzte sozusagen als „doppelter Boden" oder Rückfallebene ihre Dienste dem Rettungsdienst zur Verfügung stellen.

Fragen auf dem Weg zum CRM-Profi:

- Sind Ihnen die Hilfsangebote außerhalb der typischen Fachdienste (wie z.B. Polizei oder Feuerwehr) bekannt?
- Sind Sie bereit, Hilfe anzufordern, auch wenn es vorerst nicht notwendig erscheint?

MERKE:

Früh Hilfe anzufordern, ist kein Zeichen von Schwäche oder geringem Selbstvertrauen, sondern zeigt Verantwortungsbewusstsein und Respekt für die Tätigkeit im Notfalleinsatz. Falsche „Helden" sind in einem auf Kompetenz ausgerichteten Rettungsdienst ebenso kritisch zu sehen wie diejenigen, die hilfesuchenden Kolleginnen und Kollegen Inkompetenz und Unselbstständigkeit vorwerfen.

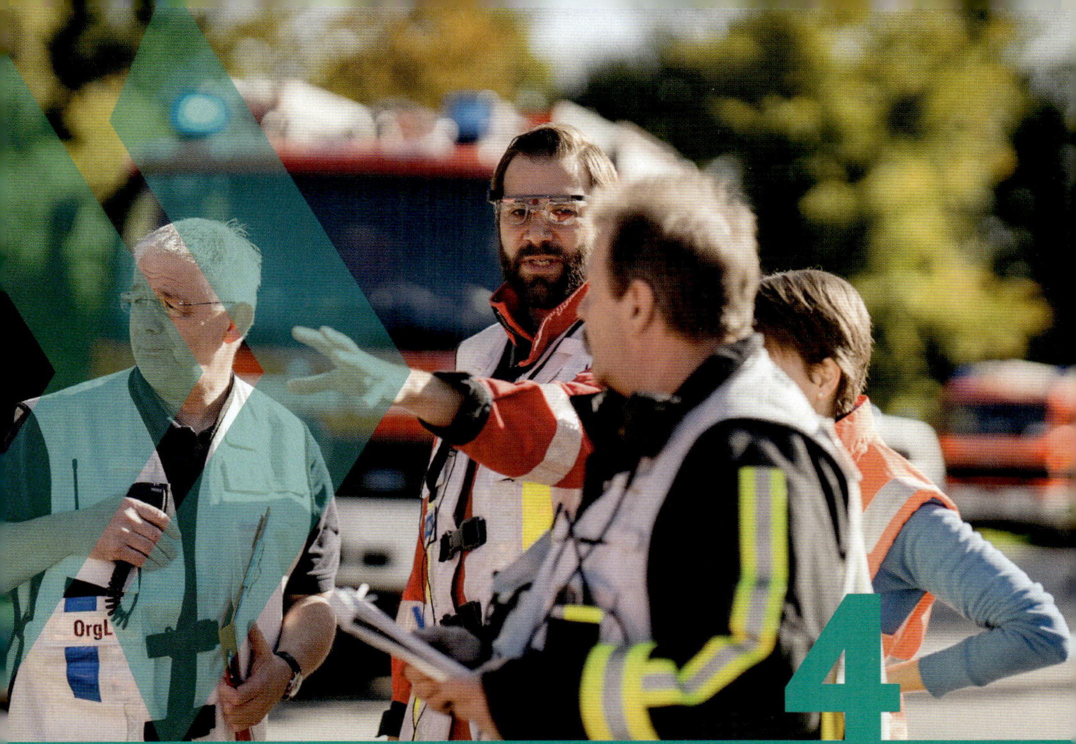

Leitsatz 4:

Übernimm die Führungsrolle oder sei ein gutes Teammitglied mit Beharrlichkeit.

Der Fall (7):

Der RTW einer ländlichen Rettungswache ist mit einem Notfallsanitäter und einem Rettungssanitäter besetzt, welche beide als sehr erfahren gelten. Beide haben sich auf diesen Dienst gefreut, da Sie sich gegenseitig sehr achten und seit Langem wieder zusammen auf dem Einsatzfahrzeug eingeteilt sind. Die Arbeitsatmosphäre ist von gegenseitigem Respekt und Sympathie geprägt. Jeder der beiden Kollegen denkt individuell an die bevorstehende Notfallsituation (Zustand nach Sturz vom 50 cm hohen Treppenabsatz) und meint, mit dem jeweils anderen nichts besprechen zu müssen. Es wird eine 77-jährige Patientin vor der Treppe ihres Hauses liegend vorgefunden. Das rechte Bein ist verkürzt und nach außen rotiert. Multiple Schürfungen komplettieren das Bild an der Einsatzstelle. Wegen der Verwirrtheit, welche nach Angaben des Nachbarn neu sei, wird ein Notarzt angefordert. Die Versorgung läuft harmonisch und keiner macht dem anderen „Vorschriften“. Dem mittlerweile eingetroffenen Notarzt wird die Patientin übergeben. Dieser hat nach dem Übergabegespräch noch eine Frage: „Wie ist der Blutzuckerwert?“ Nun

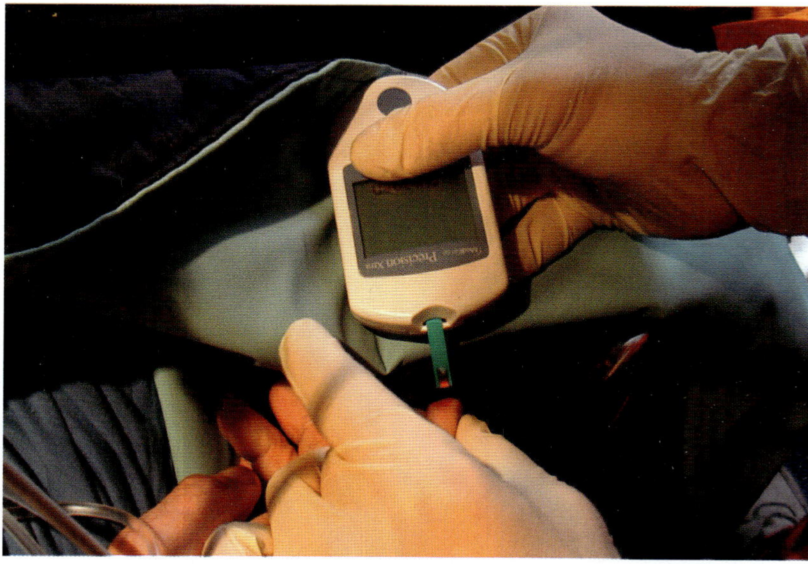

Abb. 11: Auch für Routinemaßnahmen muss geklärt werden, wer diese wann durchführt.

schauen sich beide verwundert an und beginnen zu überlegen... „Warum haben wir dies nur vergessen?"

Der Fall (8):

Beim zweiten Einsatz des Tages hat das Team aus dem Fehler der fehlenden Rollenzuordnung des Teamführers gelernt. Auf Anfahrt zum Einsatzort wird nunmehr besprochen, welche Ausrüstung mit zur Einsatzstelle genommen wird. Es ist vereinbart, dass der NotSan die Anamnese und den Primary Survey durchführt. Der RettSan arbeitet zu. Nach der Erfassung erster Symptome und Vitaldaten werden die gesammelten Fakten und die zur Verfügung stehenden Optionen besprochen. Der NotSan legt nunmehr fest, dass der Kollege die Umlagerung auf die Vakuummatratze durch Bereitstellung des Equipments vorbereitet, während er selbst die direkte Patientenversorgung übernimmt. Dabei verweist der Kollege nochmals auf die Notwendigkeit der Erhebung des Blutzuckerwertes.

Erläuterung zur Anwendung des Leitsatzes 4:

Ein Einsatzteam braucht eine Leitung/Führung. Oft ergibt sich der Teamleader aus der Zusammensetzung des Teams nach Ausbildungsstand. Was aber, wenn es innerhalb des Teams – z.B. durch hohe gegenseitige Sympathie – kein Bedürfnis nach einem

Teamleader gibt? Dies kann, wie es unser Fall 7 darstellen soll, zu Verunsicherung, falschem Sicherheitsgefühl bis hin zu Kompetenzgerangel und vergessenen Maßnahmen führen.

Um die Forderungen moderner Rettungsdienstarbeit zu erfüllen, sollte immer ein Teammitglied die Führung übernehmen und im Vorhinein der Teamleader unter den Beteiligten geklärt sein. Dann können alle Informationen gesammelt, die notwendigen Abläufe geplant sowie die Arbeitsaufgaben unter Einbeziehung aller verfügbaren Teammitglieder verteilt werden. Führen bezieht sich auf Koordination und Planung des Vorgehens unter Einbezug klarer Kommunikation der zu bewältigenden Aufgaben in Kooperation mit dem gesamten Team. Außerdem obliegen der Führungsperson die Kontrolle des Erfolges aller durchgeführten Maßnahmen sowie eine daraufhin notwendige Anpassung des Vorgehens. Optimalerweise folgen die Teammitglieder den Anweisungen nicht blind, sondern verhalten sich kooperativ und bleiben gedanklich bei dem Fall, indem sie die Aufgaben erledigen und die Lage aus ihrer Sicht dem Teamleader reflektierend schildern. Dabei können noch nicht ergriffene Maßnahmen wieder oder neu in die Planung aufgenommen werden (Fall 8).

Achten Sie als Teammitglied darauf, was der Teamleader sagt, und tun Sie, unter Einbringung Ihrer persönlichen Erfahrung, was nötig ist. Sorgen Sie dafür, dass der Teamleader ihre Meinung auch wahrnimmt (gehört hat und inhaltlich versteht), insbesondere dann, wenn Sie der Meinung sind, dass eine falsche Entscheidung getroffen wurde. Dies bedeutet nicht, dass nunmehr Ihre Meinung umzusetzen ist. Vielmehr stellen Sie sicher, dass Ihre Meinung mit in die Entscheidungsfindung einbezogen wird. Der Führende muss Kenntnis von Ihren Einwänden haben, um seine Entscheidung anzupassen oder daran festzuhalten. Um diese Dinge geordnet in den Einsatz zu integrieren, überlappen sich die CRM-Leitsätze an dieser Stelle erneut. Das 10-für-10-Prinzip (s.u. Leitsatz 5) kann Ihnen in der Teamleader-Rolle effizient weiterhelfen. Gleiches trifft zu, wenn die Teamleader-Rolle im Einsatz wechselt. Konkret ist die Führungsübernahme durch z.B. den Notarzt gemeint. Der Notarzt geht davon aus, dass Sie sich als NotSan weiterhin aktiv in das Geschehen einbringen und nicht plötzlich, da nun die Aufgabe der medizinischen Führung für Sie weggefallen ist, das Mitdenken vernachlässigen.

Gibt es grundsätzliche Probleme mit der Führung des Kollegen oder dem Führungsstil des Notarztes, ist es sehr wichtig, dies zu thematisieren – aber nicht vor dem Patienten, sondern nach dem Einsatz oder Zwischenfall. Die Abwicklung des Einsatzes darf nie unter internen Problemen des Teams Qualitätseinbußen erleiden. Vergleichende Untersuchungen aus der Luftfahrt haben gezeigt, dass 80% (!) aller Zwischenfälle auf Kommunikationsfehler zurückzuführen sind (Helmreich, Merritt & Wilhelm 1999; Helmreich 2000), die teilweise erst durch Spannungen und mangelnden Austausch (sowohl an Informationen als auch an Erfahrung) im Team hervorgerufen wurden.

Fragen auf dem Weg zum CRM-Profi:

- Sind Sie eher der Leader oder der Teamer? Oder können Sie beides?
- Sind Sie beim Vorliegen von Fehlern bereit, diese auch hierarchieübergreifend anzusprechen?

MERKE:

Konzentrieren Sie sich darauf, was richtig ist, und nicht darauf, wer recht hat. Ein Team besteht aus einem Teamleader und Teamplayern, die dem Teamleiter folgen. Die Aufgabe des Teamleaders ist es, zu koordinieren und zu integrieren, aber *alle* Teammitglieder *sind gleichermaßen* für die erfolgreiche Einsatzgestaltung *verantwortlich*. Sie alle setzen eine getroffene Entscheidung in die Tat um oder helfen, getroffene Entscheidungen zu optimieren.

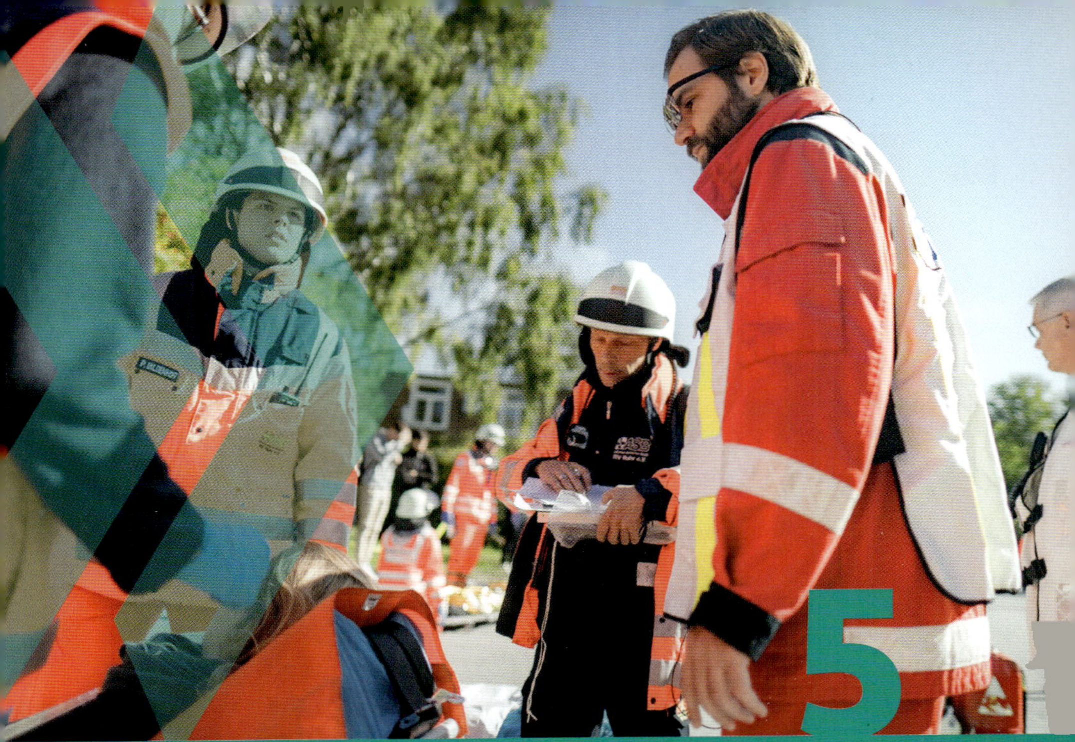

Leitsatz 5:

Verteile die Arbeitsbelastung (verwende das 10-für-10-Prinzip).

Der Fall (9):

Die Besatzungen eines RTW und eines NEF erreichen zeitgleich die Einsatzstelle. Sie treffen auf eine Ersthelferin bei der Versorgung eines Schwerverletzten. Der Notarzt bedankt sich bei der Ersthelferin für die geleistete Arbeit und entbindet diese von weiteren Aufgaben. Die Verletzungen des Patienten werden vom NA in ihrer Schwere und Gesamtheit als Polytrauma diagnostiziert. Der NA verteilt die Aufgaben im Rettungsteam: „Ich muss zunächst die HWS immobilisieren, dann benötige ich einen Zugang, besser zwei, nicht unter 18 G, Infusion – VEL zunächst – und ein Analgetikum. Bis dahin Sauerstoff über Maske 10 l/min. Dann muss ich narkotisieren und intubieren. Stellt bitte den Wärmeerhalt sicher und reicht mir zu! Das Ganze bitte jetzt!"

Der Fall (10):

Die Besatzungen von RTW (NotSan Mike und RettSan Ina) und NEF (Notarzt und NotSan Kai) kommen zeitgleich an der Einsatzstelle an. Sie treffen auf eine Ersthelferin bei der Versorgung eines Schwerverletzten. Der Notarzt bedankt sich bei der Ersthelferin für die geleistete Arbeit und bittet diese, noch einen kurzen Moment den Kopf des Patienten weiter ruhig zu halten. Der Notarzt bittet das RTW-Team, während er den Primary Survey durchführt, das Notfallequipment zu richten. Die Verletzungen des Patienten werden vom NA in ihrer Schwere und Gesamtheit als Polytrauma diagnostiziert. Er verteilt die Aufgaben im Rettungsteam nun wie folgt (alle Teammitglieder unterbrechen ihre Arbeit): „Ina und Mike immobilisieren zunächst die HWS, Kai hilft mir beim Legen der zwei i.v. Zugänge. Ich denke, wir verwenden einmal 18 G und einmal 16 G. Mike immobilisiert die HWS und versorgt den Patienten bitte mit einer Sauerstoffgabe über Maske 10 l/min. Und Ina – danach eine Infusion mit VEL und eine isotone Infusionslösung mit Druckinfusionsmanschette bereit machen und anschließen. Habt ihr beide das erledigt, bei mir melden. Kai bereitet dann ein Analgetikum (mit Namen und Mengenangabe) vor und reicht es mir an. Danach planen wir die nächsten Schritte der Atemwegssicherung. Fragen? (Alle wiederholen ihre Aufgaben, Ina möchte noch wissen, welchen Druck sie an der Manschette einstellen soll...). Dann los!"

Erläuterung zur Anwendung des Leitsatzes 5:

Eine der Hauptaufgaben eines Teamleiters ist das Verteilen der anfallenden Aufgaben. Es braucht jemanden, der festlegt, „Wann?", „Was?", „Von Wem?" und manchmal „Wie?" getan werden soll. Ebenso wichtig ist die Kontrolle, ob die definierten Aufgaben auch ausgeführt wurden. Sicherlich haben Sie schon im quantitativen Sinne überfordernde Notfallsituationen erlebt. Alles sollte möglichst gleichzeitig erfolgen und muss zusammenpassen (Fall 9). Vor allem in Arbeitssequenzen, in denen eine „Arbeitsüberlastung" sehr schnell stattfinden kann, ist es hilfreich, die entstandene Arbeitslast durch kluges Verteilen der Maßnahmen zu streuen, um sie für jedes Teammitglied wieder erträglicher zu gestalten. Nur allzu oft meinen wir allerdings, dass für solche Absprachen keine Zeit wäre. Dies ist ein Irrtum!

Oft werden die Dinge nicht in der richtigen Reihenfolge erledigt, den „falschen" Teammitgliedern übertragen oder gar ganz vergessen. Wenn es sich nicht um unaufschiebbare Maßnahmen handelt, z.B. die Fortführung der Herzdruckmassage, kann jedes Notfallgeschehen für die Planung der nächsten Schritte kurz und gewinnbringend unterbrochen werden. Nicht selten wird die Zeit, welche für eine solche Planungsphase benötigt wird, überschätzt, während der sich ergebende Vorteil, sprich die dadurch geschaffene Luft, unterschätzt wird. Da es bekannt ist, dass während anspruchsvoller manueller Tätigkeit nicht gut nachgedacht werden kann – und andersherum –, sollten schwierige manuelle Tätigkeiten und wichtiges taktisch-planerisches Arbeiten strikt getrennt werden.

Aus der Sicht der Arbeitsgruppe von Rall, Glavin und Flin (2008) gibt es in der Notfallmedizin kaum eine Notfallsituation, in der der Zeitdruck im Bereich von Sekunden entscheidenden Einfluss auf das Patienten-Outcome hat. Keine Entscheidung oder Handlung muss tatsächlich in Sekunden getroffen werden, im Gegensatz kann innerhalb weniger Sekunden „die falsche Entscheidung" getroffen werden. Sie haben immer Zeit, um sich einige Sekunden zu sammeln, Gedanken zu machen, zu sortieren und im Team das Vorgehen abzustimmen. Danach ist die Arbeit wesentlich überlegter, koordinierter und effektiver (Fall 10). Aus dieser Erkenntnis wurde von Rall das *10-Sekunden-für-10-Minuten-Prinzip* entwickelt, wobei sowohl die „10 Sekunden" wie auch die „10 Minuten" eher symbolisch zu verstehen sind (Rall, Glavin & Flin 2008).

Fragen auf dem Weg zum CRM-Profi:

- Verwenden Sie bei verdichteten Situationen das 10-für-10-Prinzip?
- Fordern Sie bei verdichteten Situationen das 10-für-10-Prinzip ein?

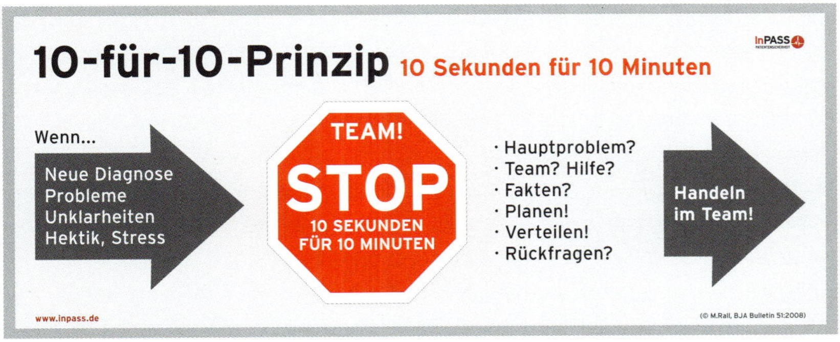
10-für-10-Prinzip 10 Sekunden für 10 Minuten
InPASS
Wenn...
Neue Diagnose
Probleme
Unklarheiten
Hektik, Stress
TEAM!
STOP
10 SEKUNDEN FÜR 10 MINUTEN
· Hauptproblem?
· Team? Hilfe?
· Fakten?
· Planen!
· Verteilen!
· Rückfragen?
Handeln im Team!
www.inpass.de
(© M.Rall, BJA Bulletin 51:2008)

Abb. 12: 10-für-10-Prinzip (nach Rall, Glavin & Flin 2008)

Was ist das 10-für-10-Prinzip (Rall, Glavin & Flin 2008)?

„10 Sekunden für 10 Minuten" ist eine Methode, Teams durch kurze Unterbrechungen (symbolische 10 Sekunden = Planungsphase) auf einen gemeinsamen Stand zu bringen und alle Meinungen einzuholen. Im Ergebnis werden die Aufgaben bestmöglich (neu) verteilt. Ziel dieser Unterbrechung für kognitive Arbeit ist es, die nächsten 10 Minuten (wieder symbolisch) als Aktionsphase effektiv für alle Teammitglieder zur besseren Patientenversorgung nutzen zu können.

Wann kommt das 10-für-10-Prinzip zum Einsatz?

- zu Beginn der Notfallbehandlung
- vor dem Stellen einer Arbeits-/Verdachtsdiagnose
- bei sich deutlich verändernden Vitalzeichen

- zu allen Patientenübergaben
- immer, wenn Sie das Gefühl haben, im Ablauf „festzustecken“
- wenn Ihre Maßnahmen nicht den gewünschten Erfolg zeigen
- wenn Sie das Gefühl haben, das „Chaos sei ausgebrochen“ (z.B. zunehmender Lärm oder Hektik am Einsatzort/im RTW).

Was bedeutet das 10-für-10-Prinzip im Detail?

Das 10-für-10-Prinzip beruht auf der Erkenntnis aus Tausenden von Simulations-Teamtrainings (Rall, Glavin & Flin 2008): Viele auch sehr kompetente Teams machen in dynamischen Situationen Fehler, vergessen Maßnahmen oder führen diese mit erheblichen Zeitverzögerungen durch. Interessanterweise sind den Teams diese Fehler zum Teil direkt nach dem Trainingsszenario bewusst. Das liegt vor allem daran, dass wir in Stresssituationen bestimmte Aufmerksamkeiten verlieren, obwohl wir wissen, dass wir gerade jetzt besonders aufpassen müssen. Nach dem Trainingsszenario ist dieser Stressfaktor fast gleich null. Nunmehr realisieren wir die Dinge, die wir nur im Unterbewusstsein wahrgenommen oder verdrängt haben. Zum Verdeutlichen dieser These ein Beispiel: Ihre letzte Autofahrt. Können Sie jeden Kilometer im Gedächtnis reproduzieren? Wahrscheinlich nicht. Dies ist ein Schutzmechanismus unseres Gehirns, damit wir keinen „Datenüberlauf“ erleiden. Unser Gehirn sortiert, gemessen an der Relevanz der Information, alles „Unnütze“ aus.

Die in den o.g. Teamtrainings gemachten Erfahrungen sind vollständig auf den Realeinsatz zu übertragen. Die Ursache für die „Nichtanwendung des theoretisch vorhandenen Wissens“ scheint häufig in einer subjektiv zu stark empfundenen Zeitnot zu liegen. Diese wiederum wird begünstigt durch eine hohe Erwartungshaltung der Notfallpatienten und -zeugen vor Ort, dass endlich etwas geschieht, sprich adäquate Hilfe geleistet wird. Daraus resultierend scheint ein enorm hoher Entscheidungs- und Handlungsdruck zu erwachsen.

Wie soll das „10-für-10“ angewendet werden?

Bei den oben aufgezeigten Situationen gilt:

- Nicht innerhalb von Sekundenbruchteilen mit der Behandlung beginnen – klare Trennung von spontaner Idee und durchdachter Strategie.
- Um Ruhe und Aufmerksamkeit bitten, eine symbolische Geste (z.B. tiefer Atemzug) zum Aufmerksamkeitscheck der Teammitglieder, dann Start und Durchführung des formalen „10-für-10“ (Team-Time-Out), Regel: Alle sollen zuhören, mitdenken sowie ihre Vorschläge oder Bedenken einbringen.
- Während des „10-für-10“ müssen alle Teammitglieder ihre Tätigkeit unterbrechen und zuhören, bis das Signal zur Tätigkeitsaufnahme gegeben wird! (Ausnahme: Keine Unterbrechung der Herzdruckmassage!)

MERKE:

Sie können und sollten auch nicht alles allein machen. Besonders als Teamleader sollten Sie die Aufgaben und die Arbeitsbelastung verteilen und koordinieren. In besonderen Lagen ist eine einzige für die Planung aufgewendete Minute später durch geordnete Abläufe wieder mehrfach wettgemacht. Als Teammitglied sollten Sie versuchen, dem Leader Zeit zum Nachdenken und Koordinieren zu geben. Seien Sie proaktiv, unterstützen Sie – gleich in welcher Rolle – das 10-für-10-Prinzip.

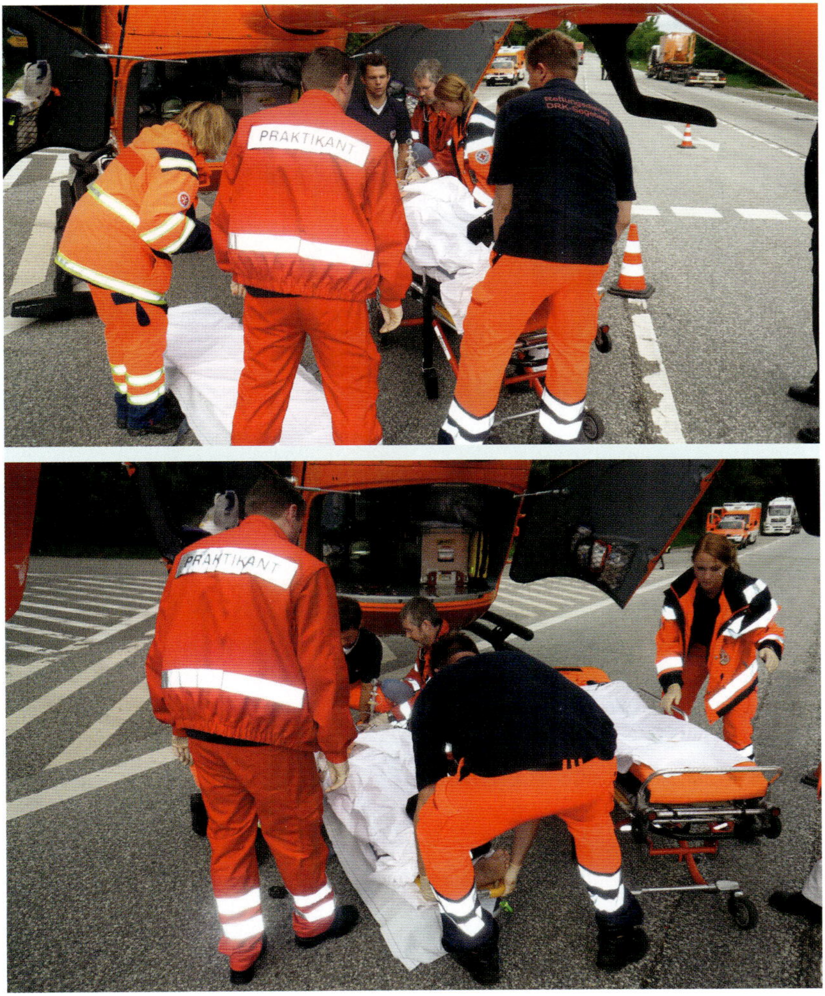

Abb. 13 / 14: Patientenumlagerung für den Transport unter manueller Beatmung – Zeit für ein „10 für 10“ vorab?

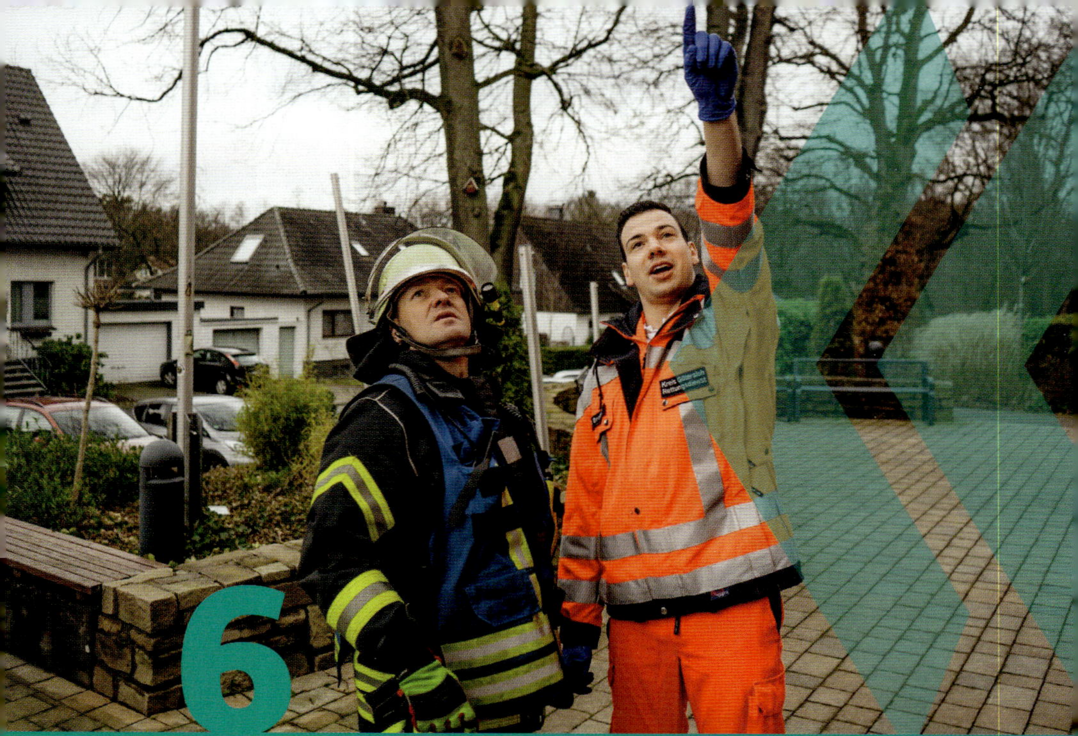

6

Leitsatz 6:

Mobilisiere alle verfügbaren Ressourcen (Person und Technik).

Der Fall (11):

Eine RTW-Besatzung erhält folgenden Einsatzauftrag: „Patientin im betreuten Wohnen mit schlechtem Allgemeinzustand, bitte Lageklärung vor Ort“. Der RTW ist mit einem Zwei-Rucksack-System („Atmung“ und „Kreislauf“) ausgestattet. Das Rettungsteam entscheidet sich zur Mitnahme der EKG-Defibrillator-Einheit und des Notfallrucksacks „Kreislauf“. Bei der Patientin angekommen, stellt sich heraus, dass es sich bei ihr um eine Trachealkanülenträgerin handelt, welche seit 15 min ein akutes Lungenödem entwickelt. Ein Notarzt wird angefordert und der Rettungssanitäter wird in das Einsatzfahrzeug geschickt, um den Notfallrucksack „Atmung“ und das Sauerstoffgerät zu holen.

Der Fall (12):

Der RTW übergibt einen Notfallpatienten mit Zustand nach Synkope an eine Notaufnahme. Der Patient ist zum Zeitpunkt der Übergabe kreislaufstabil, und während der gesamten rettungsdienstlichen Betreuungszeit zeigten sich keine Auffälligkeiten. Der Notfallsanitäter besteht jedoch auf das Fortführen des Monitorings während der Übergabe an das Personal der Notaufnahme. In der Notaufnahme wird der Patient als primär nicht bedrohlich eingestuft und das Rettungsteam gebeten, mit dem Patienten noch vor dem Behandlungszimmer zu warten. Plötzlich ertönt der Asystoliealarm des EKG. Der NotSan prüft, ob sich ein Kabel gelöst haben könnte, während das Monitorbild ein Null-Linien-EKG anzeigt. Es erfolgt ein lauter Hilferuf des Rettungsteams und die Fahrtrage wird für die CPR abgesenkt. Es sind nur wenige Herzdruckmassagen nötig, um einen Eigenrhythmus des Patienten wiederherzustellen.

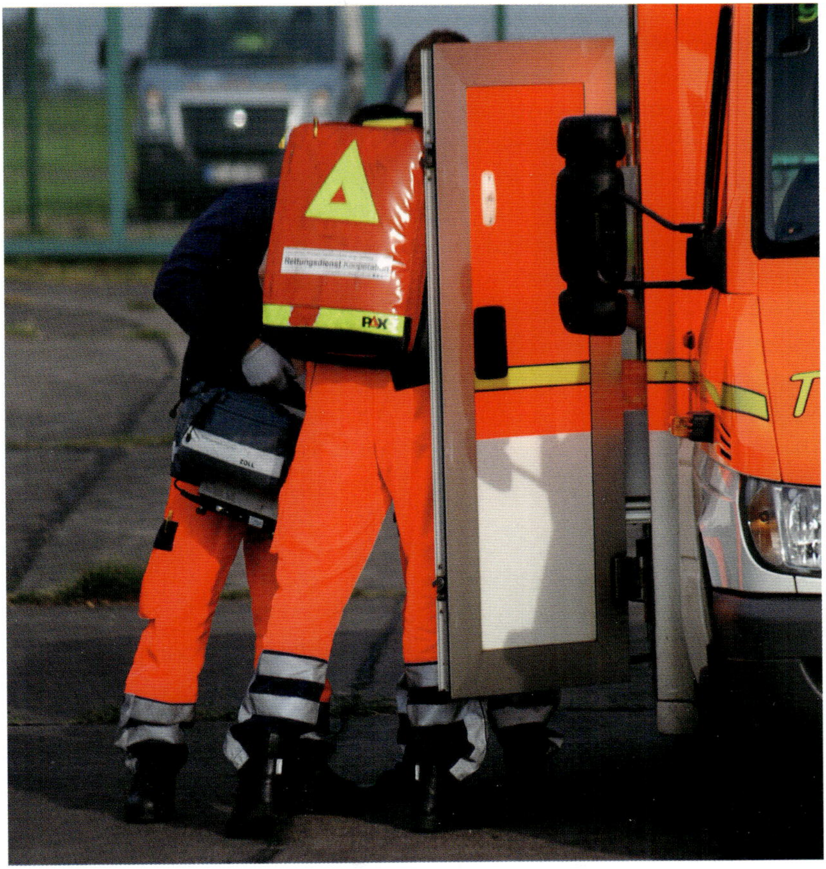

Abb. 15: Frage an der Einsatzstelle: Welches Material wird benötigt?

Erläuterung zur Anwendung des Leitsatzes 6:

Der Fall 11 zeigt auf, wie die Nichtnutzung der vorhandenen Ressourcen im weiteren Verlauf zu einem (temporären) Mangel führt, da nun das Team für die Zeit der Nachführung des Rucksacks „Atmung" getrennt voneinander ist.

Im Fall 12 hat sich die konsequente Umsetzung der Forderungen nach einem Monitoring für den Patienten bezahlt gemacht.

Die Gemeinsamkeit der Fälle liegt darin, dass Menschen nicht an allen Tagen und zu allen Tageszeiten über identische Kapazitäten verfügen. Auch in einem Team sind an unterschiedlichen Tagen abweichende Ressourcen zur Lösung von Problemen oder zum Handling eines Zwischenfalls vorhanden. Nachvollziehbar wird dies mithilfe des Kapazitätenmodells nach Richter (zitiert nach Dänecke 2002), welches sehr anschaulich die Ressourcen eines Teammitgliedes und dessen Veränderungen und/oder Einschränkungen darstellt.

Kapazitätenmodell nach Richter (zit. nach Dänecke 2002)

Vergleichen Sie die Lebenssituation eines Menschen mit einem leeren Quadrat. In dem Modell wollen wir für die verschiedenen gedanklichen Belastungen verschiedenfarbige Kreise verwenden. So ist ersichtlich, dass die in dem Modell abgebildete geistige Leistungsfähigkeit bei diesem Menschen über freie Ressourcen (grüne Kreise) verfügt, neben denen gebundene Kapazitäten bestehen. Die roten, orangenen und gelben Kreise stehen für Ressourcen, die bereits zur Lösung anderer Probleme im „Gedankeneinsatz" sind. Diese „anderen Probleme" sind mannigfaltig und vor allem jeden Tag anders in ihrer Qualität, Quantität und Intensität. Jeder einzelne Rettungsdienstmitarbeiter ist dieser Problematik – bewusst oder unbewusst – täglich ausgesetzt. Dies kann unter Umständen zur Nichtbewältigung einer Situation im Notfall führen. Dem Mitarbeiter fehlen in dieser Situation die grünen Kreise. Erst die Addition von grünen Kreisen durch den Austausch von Informationen im Team, schafft genügend freie Ressourcen, um die Lage wieder in den Griff zu bekommen.

Fragen auf dem Weg zum CRM-Profi:

- Wie steht es mit Ihren eigenen Ressourcen?
- Sind Ihnen alle verfügbaren Hilfsangebote für den Einsatz bekannt?
- Haben Sie selbst bereits frühzeitig Hilfe angefordert?

MERKE:

Oftmals wird einem Rettungsteam erst nach einem besonderen Einsatz bewusst, welche wertvollen Ressourcen nicht genutzt worden sind. Diese Ressourcen können Personen, technische Hilfsmittel oder besondere Fähigkeiten von Kollegen sein. Diese Ressourcen sollten Sie einerseits kennen (CRM-Leitsatz 1: „Kenne Deine Arbeitsumgebung.“) und andererseits frühzeitig und großzügig aktivieren sowie optimal nutzen. Die menschlichen Ressourcen sind unterschiedlich verteilt und lassen sich durch den Austausch im Team addieren. Gleiches trifft auf die Anwendung der CRM-Leitsätze zu. Ein einzelner Verhaltensmerksatz ist stark, aber alle in der Summe fast unschlagbar.

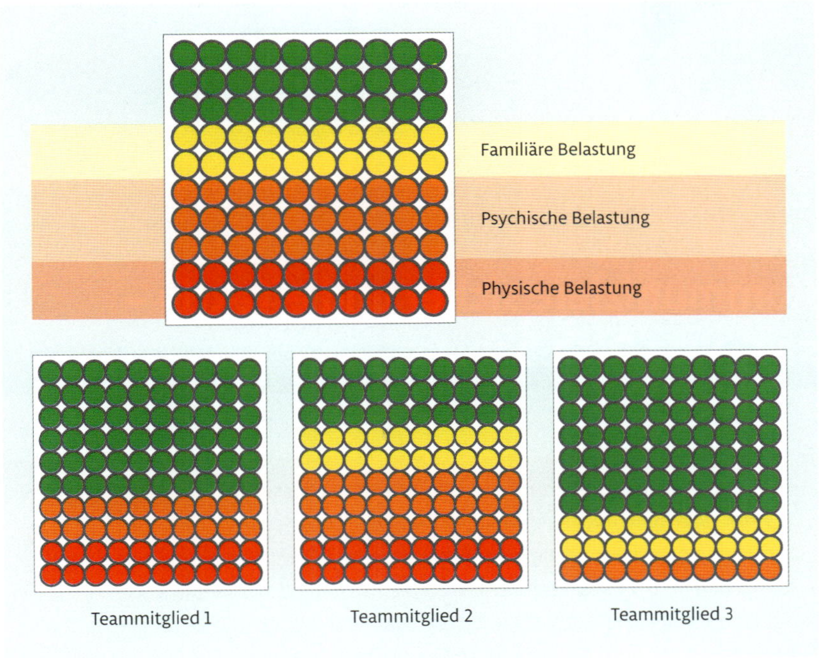

Abb. 16: Kapazitätenmodell nach Richter (1998)

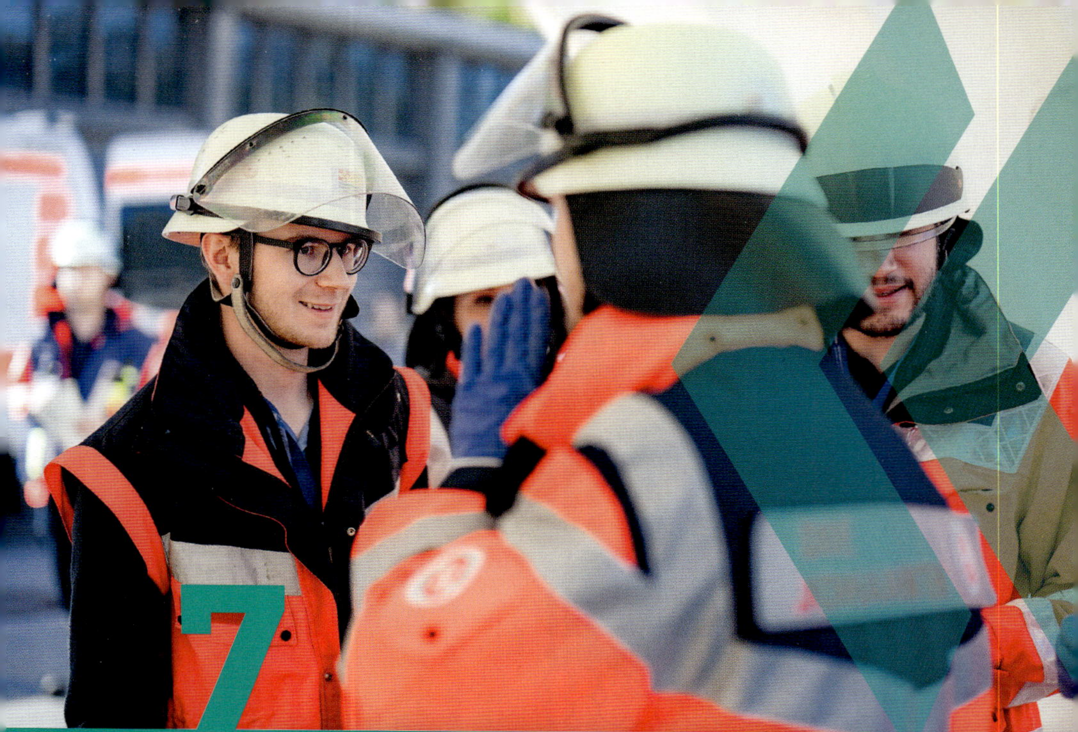

Leitsatz 7:

Kommuniziere sicher und effektiv – sag', was Dich bewegt.

Der Fall (13):

Bei einem Patienten mit Verdacht auf ein Akutes Koronarsyndrom wird durch die RTW-Besatzung eine Erstversorgung gemäß der geltenden SOP durchgeführt. Der Notarzt wird in ca. 5 min an der Einsatzstelle erwartet. Die NotSan möchte für die weitere Therapie alles vorbereitet haben und bittet ihren Kollegen: „Mach Du mal noch das EKG und drucke einen Streifen aus!" Dieser führt die Anweisung entsprechend aus. Der nunmehr eingetroffene Notarzt erhält von der NotSan eine umfangreiche Übergabe, welche mit den Worten: „... der EKG-Ausdruck liegt auf dem Tisch" endet. Der Notarzt greift nach dem Streifen und fragt nach dem 12-Kanal-Ausdruck. Der Kollege hatte lediglich die Einthoven-Ableitung dokumentiert.

Der Fall (14):

Bei der Versorgung eines traumatisierten Patienten erhält Lars (Auszubildender zum Notfallsanitäter) den Auftrag, die regelmäßige Blutdruckkontrolle durchzuführen. Während der zweiten Kontrollmessung ist das Team mit der Intubationsvorbereitung beschäftigt. Lars hat inzwischen den Wert ermittelt und sagt laut und deutlich: „Der Blutdruck ist jetzt 80/60 mmHg." Das Team reagiert seiner Meinung nach nicht, woraufhin er seine Aussage wiederholt. Abermals hat er den Eindruck, nicht Gehör gefunden zu haben, und unternimmt einen erneuten Versuch: „Herr Doktor", er wartet nun, bis er vom Arzt angeschaut wird, und setzt fort: „...der Blutdruck ist jetzt bei 80/60 mmHg." Der Arzt bestätigt ihm diese Aussage.

Erläuterung zur Anwendung des Leitsatzes 7:

Die menschliche Kommunikation ist für sich genommen kein CRM-Prinzip, sondern das Bindeglied für die meisten CRM-Leitsätze. Dennoch gibt es für effektive Kommunikation in risikobeladenen Arbeitsumgebungen wichtige Regeln, welche helfen, den Informationsaustausch sicher zu gestalten. Ebenso gibt es typische kommunikative Fehler, welche sich eingeschlichen haben und unkritisch in unserem täglichen Handeln weiterleben. Beispiele in der Patienten- oder Teamkommunikation wären: „Legen wir uns mal hin.", „Wo tut es uns denn weh?", „Machen wir einen Zugang!". Auch „cool sein wollen" im Kollegengespräch vor dem Notfallpatienten vermittelt dem Patienten selten ein Geborgenheitsgefühl. Gute Kommunikation umzusetzen, ist gar nicht so einfach. Einfluss nehmen hier nicht zuletzt die Notfallpatienten und ihre Angehörigen.

Dabei gibt es viele Wege, richtig und effektiv zu kommunizieren. Eine sichere und geschlossene Kommunikation ist einer der Schlüssel für das Management aller Notfalleinsätze, insbesondere bei kritisch kranken/verletzten Patienten. Die Verteilung von Aufgaben, das Berichten über den Stand ihrer Erfüllung, das Einholen einer zweiten Meinung usw. – das alles hängt davon ab, in welcher Art und Weise sich im Team unterhalten und ausgetauscht wird.

Eine sichere und in Bezug auf die Rückmeldung des Adressaten geschlossene Kommunikation ist das Mittel, um alle am Geschehen Beteiligten auf dem gleichen Stand zu halten. Jeder muss wissen, was aktuell abläuft und welche Aufgaben noch zu erledigen sind. Nur wenn eine Nachricht des „Senders" auch wirklich den „Empfänger" erreicht und dieser diese Nachricht versteht, sie umsetzt und deren Ausführung tatsächlich bestätigt, ist die sichere und geschlossene Kommunikation gelungen. Dies gilt umso mehr in kritischen, komplexen Einsatzlagen. In hochverdichteten Situationen müssen in der Regel mehrere Aufgaben gleichzeitig durch den Teamleader wahrgenommen und verteilt werden. Ebenso ist das Teammitglied in dieser Situation mit vielen Aufgaben beschäftigt, welche seine ganze Aufmerksamkeit erfordern. Durch Kommunikationsbrüche, wie z.B. ungesteuert in den Behandlungsraum gesagte Informationen, besteht die große Gefahr, dass die Inhalte den Empfänger nur teilweise oder

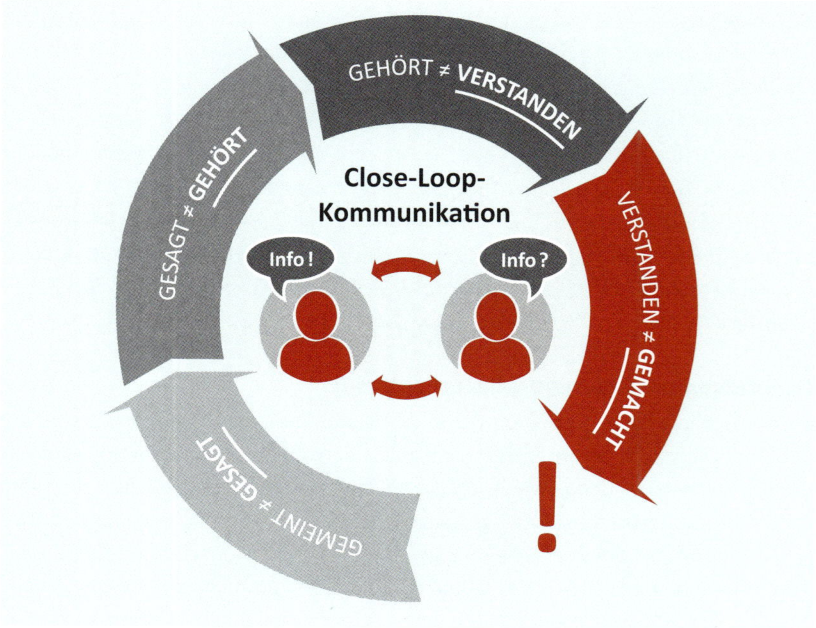

Abb. 17: Kommunikationstreppe – hier als Loop dargestellt

verfälscht bzw. gar nicht erreichen. Erst wenn sowohl Sender als auch Empfänger alle „Ablenkungen" ausgeschaltet haben und somit bewusst kommunizieren, werden die Kapazitäten für die Informationsaufnahme ausreichen (Fall 14).

Für die Kommunikation gilt daher grundsätzlich die „Kommunikationstreppe":

- Gemeint oder gedacht ist nicht gesagt.
- Gesagt ist nicht gehört.
- Gehört ist nicht verstanden.
- Verstanden ist nicht gemacht.

Soll sichergestellt werden, dass die Information den Empfänger verwertbar erreicht, muss dieser den Empfang bestätigen. Es gilt der Grundsatz:

MERKE:

Close the Loop!
Schließe die Schleife – der Kommunikation!

Ist dieser Loop nicht geschlossen, besteht die Gefahr von Missverständnissen im Team. Nicht selten wird als Reaktion darauf von einem oder mehreren Teammitgliedern

Erstaunen geäußert: „Ich dachte, Du machst das!" Gemacht hat es aber leider keiner (Fall 13). Gleichzeitig greift hier der CRM-Leitsatz Nr. 10: Habe Zweifel und überprüfe genau (Double Check! Nie etwas annehmen!).

Um Kommunikation in kritischen Situationen strukturiert und standardisiert zu ermöglichen, können Ihnen folgende Merksätze helfen:

Kommunikations-Merksätze

- Sorge für Ruhe!
- Schreie nicht, solange es nicht absolut notwendig ist!
- Rede laut und in Richtung des Empfängers!
- „Read back" – Wiederhole, was Du gehört hast!
- „Feed back" – Sage, was Du getan hast (auch wenn es nicht geklappt hat oder nicht gut geworden ist)!
- „Get back" – Wenn jemand auf Deine Nachricht/Frage nicht reagiert, hake nach, bestehe auf eine Empfangsquittung. Warte, bis der andere seine volle Aufmerksamkeit signalisiert!
- Wirf Anweisungen nicht in den Raum, sondern sprich einzelne Personen direkt an!
- Verwende bei der Ansprache den Namen Deiner Kollegen/des Patienten oder anderer involvierter Personen, warte deren Reaktion auf die Ansprache ab und gib erst dann die Anweisung bzw. Frage weiter!
- Höre auch den „leisen" Kollegen zu! Gute Ideen müssen nicht laut vorgetragen sein!
- Wenn Du etwas nicht weißt, oder Dir etwas unklar erscheint, stelle Fragen!
- Wichtige Anweisungen/Informationen verdienen eine sorgfältige Kommunikation darüber! Auch wenn es manchmal lästig erscheint, es ist wichtig, das Team auf demselben Stand zu haben!
- Begründungen der Aussage erhöhen das Verständnis, die Akzeptanz der Aussage und deren Merkfähigkeit!

In der menschlichen Kommunikation steckt ein hohes Potenzial zur Problemlösung, obgleich es sich hierbei selbst um ein komplexes Geschehen mit eigenen Fehlerquellen handelt. Die aufgeführten Merksätze sollen Ihnen dabei helfen, ein Verständnis für die Notwendigkeit sinnvoller Kommunikation zu entwickeln. Natürlich sind diese Merksätze nicht unanfechtbar, manche lassen sich nicht regelhaft anwenden und sind daher situativ schwer oder gar nicht umzusetzen. Mit Sicherheit dienen sie als Anregung zur Diskussion über kommunikatives Verhalten in Ihrem speziellen Umfeld. Bei Anwendung dieser Merksätze vereinfachen sich einige Abläufe und tragen zur sicheren Teamarbeit bei.

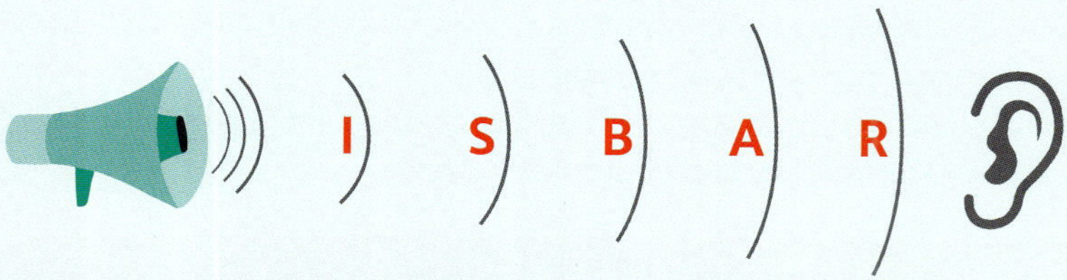

I	**Introduktion**	**Wer bin ich?**	Angaben zur eigenen Person
S	**Situation**	**Was ist los?**	Darstellung des Problems
B	**Background**	**Wie kam es dazu?**	Zusatzinformation
A	**Assessment**	**Was denke ich?**	Einschätzung/Bewertung
R	**Recommendation**	**Was will ich (von Dir)?**	Lösungsvorschläge anbieten

Abb. 18: ISBAR – „Sag', was Dich bewegt." Es muss aktiv zugehört und aktiv eingefordert werden!

Ein weiteres Problem im Zusammenhang mit der menschlichen Kommunikation stellt der Informationsaustausch zwischen den unterschiedlichen Professionen dar. Insbesondere dann, wenn eine Feststellung gemacht wurde, die die Arbeit des Teamleaders wesentlich beeinflussen kann oder dem bisherigen Handeln widerspricht.

Für einen solchen Fall eignet sich die sog. (I)SBAR-Regel, also eine Technik für eine sicherere Kommunikation und Informationsvermittlung:

SBAR ist eine weitverbreitete Kommunikationstechnik, um schnell und standardisiert die wesentlichen Informationen zu übermitteln (Haig, Sutton & Whittington 2006). Wenn sie im Team verstanden und geübt wird, kann sie zur Verkürzung und Präzisierung von wichtigen Informationen beitragen. Einige Experten empfehlen die Hinzufügung einer Vorstellung (Introduction = I) der sprechenden Person. Bei Bedarf kann die Erwähnung des Nachrichtenempfängers von Nutzen sein, damit die Beteiligten wissen, dass sie mit dem Richtigen kommunizieren (z.B. bei Funkverkehr).

Beispiel für eine ISBAR-Kommunikation zwischen Notfallsanitäter und Notarzt (zu Beginn der Behandlung), wenn sich beide nicht kennen:

(I) Mein Name ist XY und ich bin Notfallsanitäter.

(S) Wir haben hier einen 40-jährigen Patienten mit stabiler ventrikulärer Tachykardie, …

(B) Er kam heute Nachmittag mit leichtem Unwohlsein und Druck auf der Brust nach Hause und hat keine relevanten weiteren Vorerkrankungen außer einem Diabetes mellitus.

(A) *Er macht momentan einen stabilen Eindruck, ich befürchte aber, er könnte in eine instabile Kammertachykardie dekompensieren.*

(R) *Ich denke, es wäre wichtig, dass wir neben der medikamentösen Therapie bereits die Klebepaddels anbringen, um bei einer weiteren Verschlechterung des Patienten sofort intervenieren zu können.*

Fragen auf dem Weg zum CRM-Profi:

- Wie kommunizieren Sie, wenn es laut und verdichtet wird?
- Haben Sie bereits die ISBAR-Technik angewendet?

MERKE:

Eine sichere und geschlossene Kommunikation ist sowohl für den Sender wie für den Empfänger einer Nachricht wichtig. Nur weil der Sender einer Nachricht möglicherweise in der Hierarchie höher steht, muss der Empfänger ihn deshalb nicht unbedingt verstehen. Sprechen Sie Personen direkt an und bestätigen Sie, dass Sie etwas gehört und was Sie verstanden haben. So können Missverständnisse vermieden oder schnell aufgedeckt werden. Nie etwas annehmen und immer die Schleife der Kommunikation schließen (Close the Loop!).

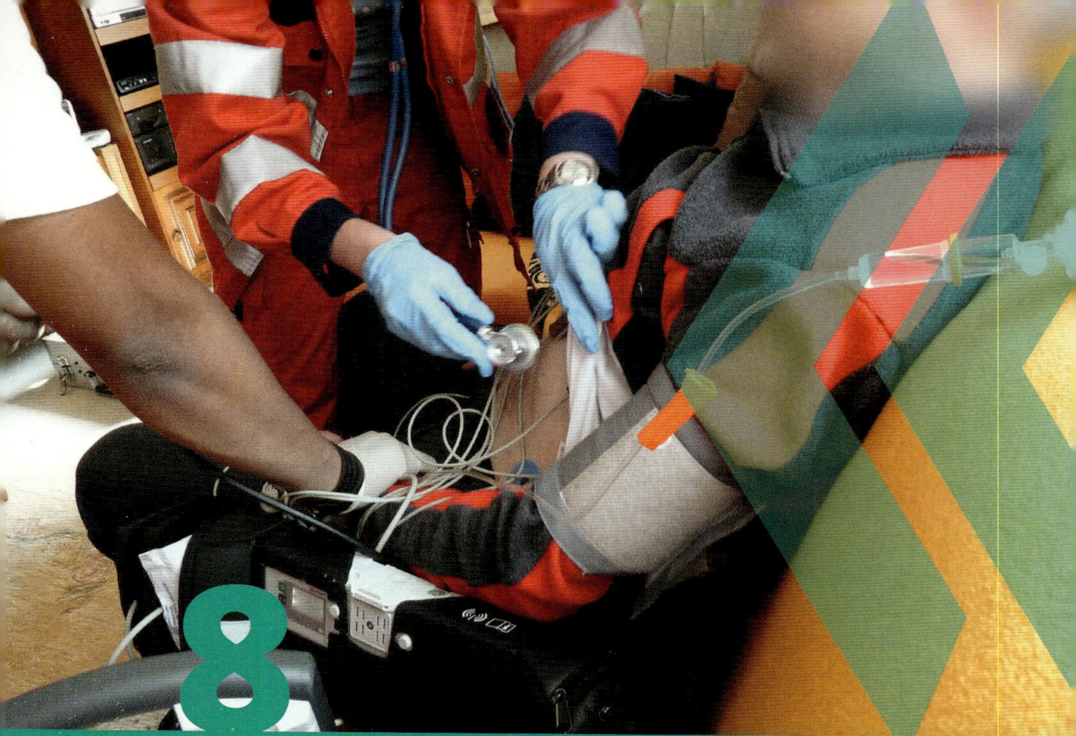

8

Leitsatz 8:

Beachte und benutze alle vorhandenen Informationen.

Der Fall (15):

Ein RTW wird von der Rettungsleitstelle in ein benachbartes Einsatzgebiet entsandt. Nach der Funkanmeldung bei der zuständigen Leitstelle stellt diese die Frage, ob eine Anfahrtshilfe benötigt werde. Dankend lehnt das Rettungsteam diese mit der Begründung ab, sie hätten ein Navigationsgerät dabei. Bei der Einsatzstelle handelt es sich jedoch um ein unübersichtliches Neubaugebiet, dessen Detaileintragungen im Navi noch nicht stattfanden. Die Suche beginnt …!

Der Fall (16):

Im Rahmen der Medikamentenbestellung für einen Rettungsdienst wird durch die beauftragte Apotheke ein Kortisonpräparat geliefert. Dieses weicht von dem bisher genutzten Präparat ab. Am Tag danach wird das Medikament entsprechend dem Verteilerschlüssel auf den Einsatzfahrzeugen verlastet. Der für das Lager der Rettungswache verantwortliche Mitarbeiter nimmt nach seinem Urlaub das neue Präparat in seine Bestandsliste auf. Dabei gehört es zu seinen Aufgaben, den Beipackzettel der Medikamente gründlich zu lesen. In diesem Zusammenhang fällt ihm auf, dass das neue Präparat ausschließlich zur intraartikulären Anwendung zugelassen ist. Zum Glück kam es im vergangenen Zeitraum zu keiner Anwendung des Präparats und es wurde sofort wieder von den Einsatzfahrzeugen entfernt.

Erläuterung zur Anwendung des Leitsatzes 8:

Wie bereits mehrfach erwähnt, kann ein Einzelner oder ein kleines Team nicht alles wissen. Selbst eine spezialisierte Abteilung ist in der heutigen Zeit nicht in der Lage, alle Details zu erfassen. Niemand möchte bewusst einen Fehler machen, durch den ein Dritter (i.d.R. der Patient) zu Schaden kommt. Hinweise und Ratschläge anzunehmen oder sie wenigstens anzuhören, ist daher Teil einer hohen Sicherheitskultur.

Auf dem RTW oder dem NEF zu arbeiten, bedeutet, gemeinsam eine komplexe Situation zu bewältigen. In hochkomplexen Situationen kann jedes kleine Bausteinchen helfen, sich vor den negativen Folgen von Stress und Zeitdruck zu schützen. In Fall 15 wäre die Anfahrtshilfe erleichternd gewesen. Versuchen Sie, so umfangreich wie möglich Informationen zu sammeln und sich bei Bedarf Nachschlagewerke zunutze zu machen. So konnte in unserem Beispiel das Lesen des Beipackzettels des Notfallmedikaments einen drohenden Patientenschaden rechtzeitig verhindern.

Machen Sie sich von Ihren Aufgaben ein „mentales Modell" und versuchen Sie, viele Varianten in die Überlegungen einzubeziehen.

Mentale Modelle (Rall et al. 2001, 2002)

Alle menschlichen Handlungen beruhen auf mentalen Modellen oder inneren Abbildungen von Situationen.

Ergänzen Sie Ihr Modell, indem Sie gewonnene Erkenntnisse integrieren und mit Ihren Gedanken abgleichen. Versuchen Sie, Ihr mentales Modell mit allen Informationen zu „füttern" oder es nach entsprechendem Erkenntnisstand zu widerlegen. Das Filtern der Informationen erledigt unser Gehirn leider mit wechselndem Erfolg (dazu mehr unten bei Fixierungsfehlern im Leitsatz 9). Wenn Sie ein komisches Gefühl haben oder wenn Sie eine Situation eigentlich nicht oder anders erwartet hätten, seien Sie besonders sorgfältig. Oft haben die sog. Bauchgefühle der Profis einen (berechtigten) Grund.

Vorrangiges Ziel ist es immer, das Risiko eines Einsatzes oder Zwischenfalls möglichst gering zu halten.

Definition „Risiko"

Ein Risiko ist das Produkt zwischen der Eintrittswahrscheinlichkeit eines Ereignisses und dem damit verbundenen Schadensausmaß (Rall & Lackner 2010a, 2010b; Burghofer & Lackner 2010).

Das heißt, je wahrscheinlicher ein Fehler oder Schaden auftritt und/oder je gravierender die daraus folgenden Konsequenzen für den Patienten oder auch das Team usw. sind, desto höher ist das Risiko.

Ob es gelingt, eine kritische und somit risikohafte Situation an der Einsatzstelle zu erkennen oder zu bewältigen, hängt im Wesentlichen davon ab, ob es dem Teamleader gelingt, alle beteiligten Retter zu einem gemeinsamen mentalen Modell zu führen. Es ist möglich, dass sich bestimmte latente Gefahren nur aus einer bestimmten Perspektive erkennen lassen, wie beispielsweise bei einem verunfallten Kfz, bei dem sich die Rettungsaktion auf der Fahrerseite abspielt, jedoch Kraftstoff auf der Beifahrer-

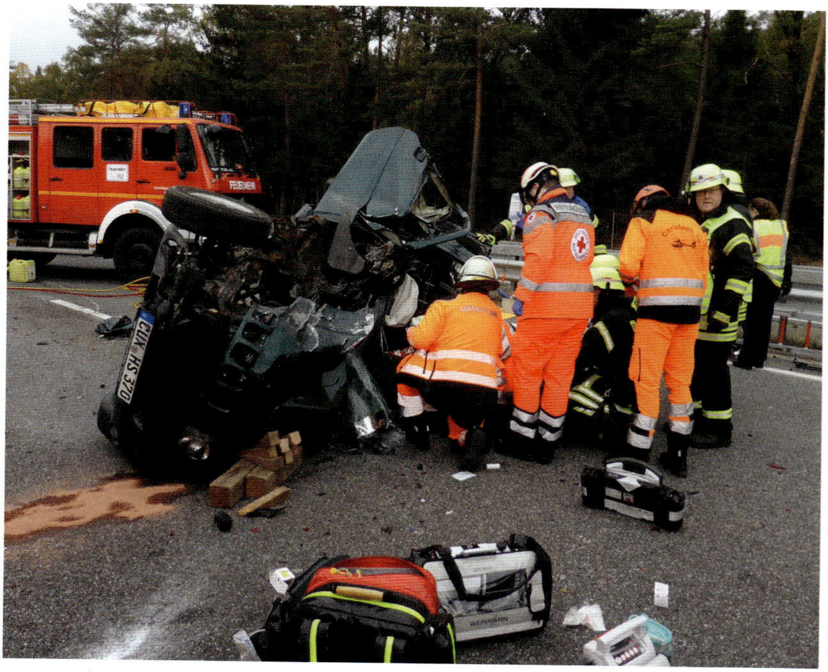

Abb. 19: Unübersichtliche Einsatzstelle und viele Beteiligte – hat jeder dieselbe Sicht auf das Geschehen?

seite ausläuft und das Team plötzlich in einer Benzinlache steht. Findet kein Informationsaustausch statt und macht sich kein Teammitglied die Mühe, alle Informationen in das eigene Gedankenmodell zu integrieren, arbeitet jeder in seiner eigenen, kleineren Realität den Einsatz ab. Werden die einzelnen Wahrnehmungen der Teammitglieder laut ausgetauscht, ergibt sich eine viel größere Schnittmenge an Informationen. Das Team arbeitet in einer „gemeinsam geteilten Realität", welche mehr Optionen für die erfolgreiche Bewältigung des Einsatzes zulässt.

Fragen auf dem Weg zum CRM-Profi:

- Sprechen Sie Ihre Ideen, Arbeitsdiagnosen oder „Bauchgefühle" laut aus?
- Fordern Sie dies bei Ihrem Team ein?

MERKE:

Bei routinemäßigen Arbeiten auf der Rettungswache und bei der Entscheidungsfindung am Notfallort ist es wichtig, alle verfügbaren Informationen miteinzubeziehen. Oft werden einzelne Entscheidungsparameter, wie der Zustand des Einsatzortes, die Ergebnisse der Fremdanamnese oder die Interaktion verschiedener Medikamente usw., obwohl das Team sie kennen könnte, nicht berücksichtigt.

Sie sollten alle verfügbaren Informationen miteinander verknüpfen und in Ihr gedankliches Modell einflechten. Dieses Modell sollte im Team im weiteren Verlauf des Einsatzes regelmäßig abgeglichen werden, wozu sich z.B. das 10-Sekunden-für-10 Minuten-Prinzip anbietet.

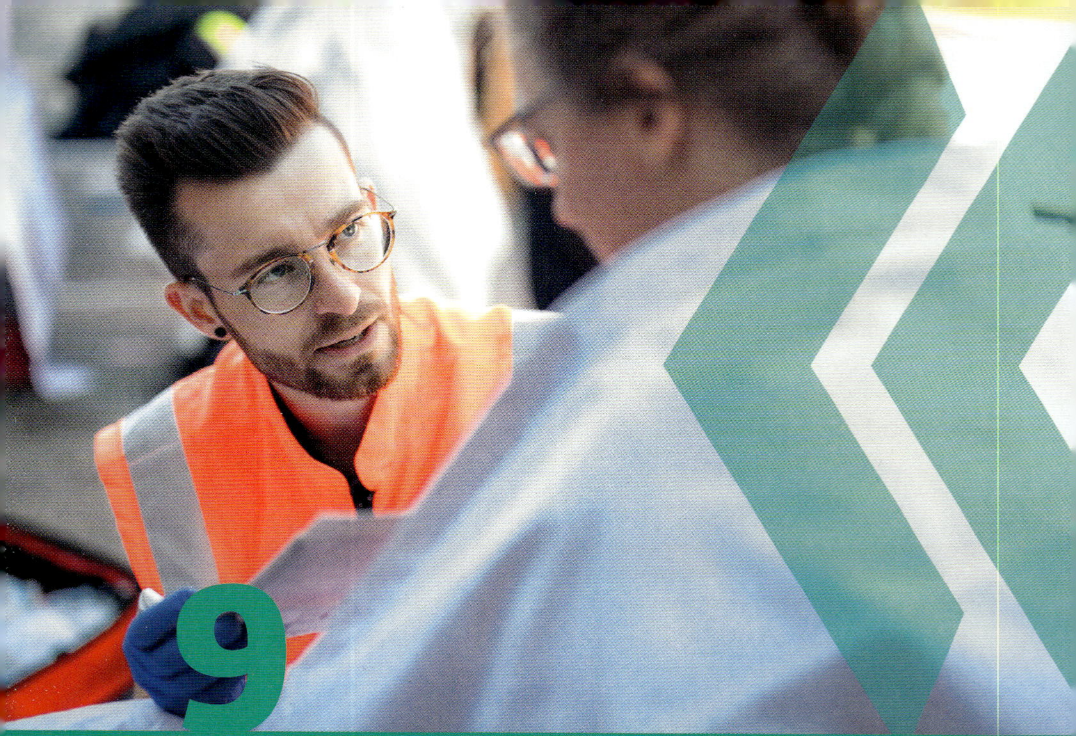

9

Leitsatz 9:

Verhindere und erkenne Fixierungsfehler.

Der Fall (17):

Eine Hausärztin meldet in der Rettungsleitstelle eine RTW-Einweisung in die Akutpsychiatrie an. Dem psychotischen Patienten sei mit Vorsicht und Geduld zu begegnen, er sei aber nach der Meinung der Hausärztin gut führbar. Anamnestisch seien einige dieser akuten Phasen beschrieben. Sie habe den Patienten in der Klinik bereits angemeldet und der Patient werde dort erwartet. Eine ärztliche Begleitung erachtet die Hausärztin für nicht notwendig. Das RTW-Team macht sich auf den Weg und findet an der Einsatzstelle die ihm beschriebene Situation vor. Nach einigen Minuten der Vertrauensbildung willigt der Patient missmutig in die Einweisung ein, besteht aber darauf, sitzen zu wollen. Aufgrund der schwierigen Gesamtkonstellation bei einem vital stabil wirkenden Patienten wird vom Notfallsanitäter auf eine weitergehende Untersuchung verzichtet. Die wiederkehrenden lautstarken Schimpfattacken des Patienten werden vom NotSan geduldig ertragen. Der Transport in die Klinik und die Übergabe an das Personal der Psychiatrie erfolgen komplikationslos.

Am Abend sorgt dieser Patient erneut für einen Notfalleinsatz. Die Psychiatrie meldet den Patienten in der Rettungsleitstelle mit Kreislaufkollaps an. Nach der regelgerechten Versorgung durch den Rettungsdienst wird dem Patienten in der Klinik ein etwa männerfaustgroßes Blutkoagel aus der Blase entfernt, welches ihm heftigste Schmerzen verursachte und die Persönlichkeitsveränderung nachvollziehen lässt.

Der Fall (18):

Eine Altenpflegerin ruft den Rettungsdienst zu einer älteren, schwerhörigen und nicht vollständig orientierten Patientin, die seit 20 min über massiven Kopfschmerz, Übelkeit und Erbrechen klagt. Die Pflegekraft selbst könne keinen Patientenvergleich liefern, da sie neu im Pflegedienst sei und bei dieser Patientin das erste Mal die Pflegemaßnahmen durchführe. Aufgefallen sei ihr aber noch die große Pupille des rechten Auges. Das RTW-Team übernimmt die Erstversorgung. Der Blutdruck zeigt sich erhöht bei normofrequentem Puls. Bei der Kontrolle der Lichtreaktion fällt dem Notfallsanitäter ebenfalls die große, jetzt lichtstarre Pupille auf. Durch den NotSan wird ein NEF nachgefordert. Der eintreffende NA bestätigt die Untersuchung und möchte ein neurochirurgisches Bett für die Patientin organisiert haben. Dies gelingt zunächst nicht, sodass eine Zwischenlösung im hiesigen Haus der Regelversorgung angestrebt wird. Dort angekommen kann der aufnehmende Arzt vorsichtig Entwarnung geben, da in der Krankenhausakte eine Augenprothese rechts vermerkt ist.

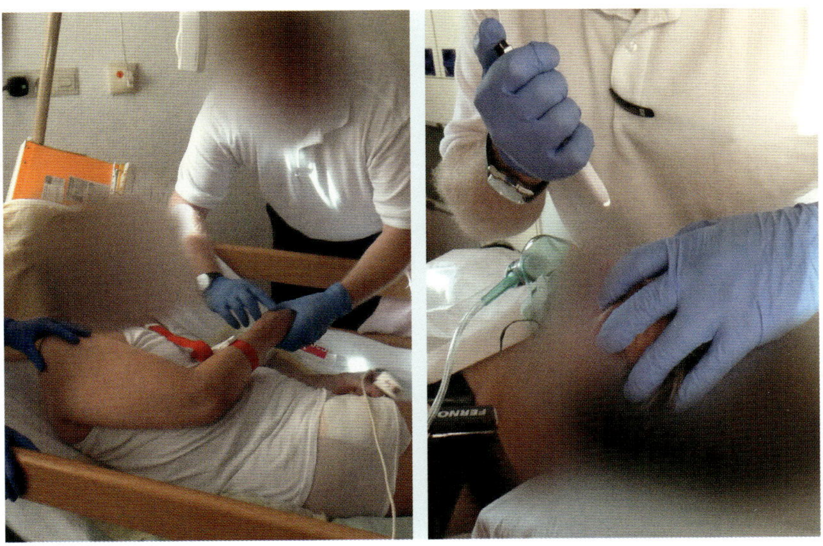

Abb. 20 / 21: Während der Versorgung im Pflegeheim und im RTW fällt immer wieder die Pupillendifferenz auf – ohne erkennbare Ursache.

Erläuterung zur Anwendung des Leitsatzes 9:

Wenn Ihr mentales Modell nicht mit der tatsächlichen Situation übereinstimmt, werden es Ihre darauf aufbauenden Handlungen auch nicht tun. Fixierungsfehler ergeben sich aus zunächst plausiblen, aber dennoch falschen mentalen Modellen von Situationen, wie es Fall 17 mit der Fehlannahme, der Patient habe ein rein psychiatrisches Problem, zeigt. Man unterscheidet verschiedene Arten von Fixierungsfehlern:

Fixierungsfehler, Typen und Gegenmaßnahmen

Typ 1: Das Festhalten an nur einem Modell: „Dies und nur dies."

Es wird nur eine (meistens die erste) wahrscheinliche Möglichkeit bzw. Betrachtung der Situation mental zugelassen. Eine andere Variante wird nicht angenommen oder ignoriert. Sie verbeißen sich regelrecht in den Gedanken, ziehen dabei durch eine starke Argumentation (die nicht allumfassend schlüssig sein muss) andere Kollegen in Ihre Betrachtungsweise hinein. Folgende Verhaltensweisen können Sie entgegenwirkend einsetzen:

- Denken Sie an das mögliche Wirken von Fixierungsfehlern („Human-Factor-Falle")!
- Führen Sie bewusste Re-Evaluierungen wiederholt durch!
- Fordern Sie die ehrliche Meinung anderer Kollegen ein. Achten Sie auf Ergebnisoffenheit!
- Suchen Sie nach Argumenten, die der eigenen Annahme widersprechen!

Typ 2: Das Vermeiden anderer Ergebnisse: „Alles nur dies nicht."

Es wird alles darangesetzt, den aktuellen Einsatz so zu gestalten, dass eine meist aufwendigere und arbeitsintensivere Behandlungsentscheidung nicht getroffen werden muss. Dieser Fehlertyp verleitet dazu, Dinge anzunehmen, die weniger Arbeitsaufwand nach sich ziehen bzw. die Gesamtsituation in einem besseren Licht erscheinen lassen, als es tatsächlich der Fall ist („Das hatten wir schon öfter, da ist noch nie was passiert!").

Folgende Verhaltensweisen können Sie entgegenwirkend einsetzen:

- „Rule out of worst case!" – Im Zweifel das für sich Unmögliche in die Überlegungen mit einschließen.
- Was könnte sich noch hinter diesen Symptomen verbergen? – Ausschließen, nicht annehmen!
- Für den Einzelfall sind Statistiken und damit die Wahrscheinlichkeiten irrelevant!
- Alle Antworten der Anamnese in die Überlegungen aktiv einbeziehen – nicht vorschnell als unwesentlich abtun!

- Seien Sie auf Lageveränderungen vorbereitet! Dies gelingt am besten bei stringenter Einhaltung empfohlener Leitlinien.

Typ 3: Abwartendes Verhalten: „Alles ist okay."
Sie befinden sich bei einem Zwischenfallgeschehen zu lange im „Routinemodus" und begeben sich mit Ihrem Team zu spät in die Notfallwahrnehmung. Das Notfallgeschehen entwickelt sich dabei weiter und wird von Ihnen in seiner Schwere zu spät wahrgenommen. Im Unterschied zu den Typen 1 und 2 wird die Diagnose richtig erkannt, jedoch in ihrem schweren Verlauf unterschätzt. Dadurch wird wertvolle Zeit verschenkt und es kommt zum Punkt der Versorgung, an dem Sie den Ereignissen „hinterherlaufen" (z.B. Patient erbricht – Brechschale und Absaugung nicht vorbereitet). Mit folgenden Verhaltensweisen können Sie gegensteuern:

- Bleiben Sie wachsam, – Sie befinden sich in einem RTW-Einsatz – alles könnte passieren!
- Machen Sie Ihr Team auf die Situation aufmerksam, kommunizieren Sie deutlich die Situation!
- Äußern Sie rechtzeitig Ihre Bedenken, wenn Ihnen etwas komisch vorkommt!
- Geben Sie ebenso Entwarnung, wenn sich die Situation wieder entspannt hat.
- Frühes Anfordern von Hilfe hilft Ihnen, die zu bewältigenden Aufgaben geordnet abzuarbeiten.

Ein Prinzip zur Umgehung von Fixierungsfehlern ist, sich von den bisherigen Einschätzungen zu befreien, um einen neuen bzw. unverstellten Blick auf die Situation zu erhalten. Dabei sollten die vorherigen Annahmen für sich selbst als überdenkenswert dargestellt werden. Gelingt dies nicht, kann Ihnen eine zweite Meinung eines Kollegen, der bisher nicht mit der Situation vertraut war, helfen. In solchen Situationen ist es wichtig, zur Vermeidung einer Wiederholung oder Verstärkung des Fixierungsfehlers die um Rat gebetene Person nicht mit Ihren Vermutungen zu konfrontieren.

Wir wissen, dass Fixierungsfehler ein sehr hohes „Ansteckungspotenzial" (Fall 18) haben. Nach Benennung der Fakten, und zwar nur diesen, fragen Sie Ihren Kollegen offen, wie er die Situation einschätzt, ohne eine einführende Bewertung aus Ihrer Sicht zu geben. Manchmal hilft es, den Blick auf die Situation mental und praktisch – sprich körperlich – zu wechseln. Suchen Sie ganz bewusst nach Argumenten, die gegen Ihre bisherige Theorie sprechen. Menschen neigen dazu, nur Informationen zuzulassen, die das bisher Geglaubte stützen.

Eine weitere Idee ist sich vorzustellen, wie sich eine von Ihnen geschätzte Kollegin oder ein solcher Kollege in einer ähnlichen Situation verhalten würde.

Fragen auf dem Weg zum CRM-Profi:

- Wann haben Sie das letzte Mal eine Annahme nicht weiter verfolgt?
- Sprechen Sie laut Bedenken aus, auch wenn formale Hierarchien vorliegen?

MERKE:

Fixierungsfehler betreffen Ihr mentales Modell der Situation vor Ort und alle damit verbundenen Parameter. Da die handelnden Akteure in der aktuellen Situation zufrieden sind, ein mentales Modell gefunden zu haben, ist es schwierig, einen Fehler zu erkennen. Dies ist auch der Grund, warum er sich so hartnäckig hält und in Verbindung mit der Person, die ihn äußert, so ansteckend wirkt. Das Wissen um die Existenz von Fixierungsfehlern ist wiederum der erste, wichtige Schritt zur Prävention. Prüfen Sie daher das Pro und Kontra schwerwiegender Entscheidungen. Versuchen Sie aktiv, Ihre Annahme in Frage zu stellen und fordern Sie Ihre Teammitglieder auf, sich mit ihrer Betrachtungsweise einzubringen.

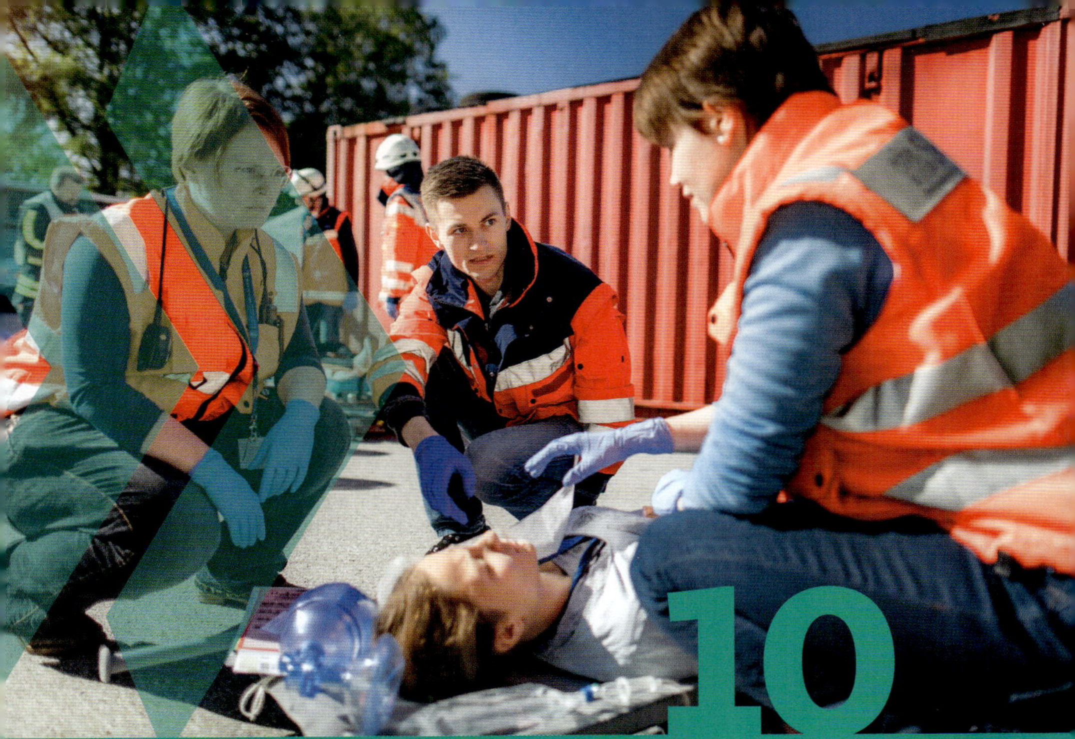

10

Leitsatz 10:

Habe Zweifel und überprüfe genau (Double Check! Nie etwas annehmen!).

Der Fall (19):

Auf der Rückfahrt einer Notarztwagenbesatzung zu ihrem Standort wird beobachtet, wie ein Mann im Park kollabiert. Die NAW-Besatzung meldet dies der Leitstelle und übernimmt die Erstversorgung. Es werden ein Kreislaufstillstand festgestellt und entsprechende Maßnahmen eingeleitet. Nach etwa acht Minuten CPR-Maßnahmen stellt das NAW-Team bei dem Patienten einen ROSC bei weiterer Bewusstlosigkeit fest. Angemeldet wird für die Intensivstation in der Zielklinik ein ca. 50 Jahre alter Patient mit Zustand nach CPR; intubiert und beatmet. Der weitere Einsatz verläuft komplikationslos, lediglich die Sauerstoffmessung zeigt trotz Beatmung 88%. Der Patient zeigt symmetrische Atemexkursionen mit seitengleicher Belüftung. Aufgrund kalter Extremitäten in Kombination mit der niedrigen Sättigung wird vom NA die Diagnose Lungenembolie gestellt. Die Anwendung einer Kapnometrie wird nicht erwogen. Der klinische Röntgen-Thorax-Befund zeigt eine Tubusfehllage, welche vom behandelnden Notfallteam nicht in Betracht gezogen worden war.

Der Fall (20):

Ein RTW-Team wird zu einem Patienten mit akuter Atemnot entsandt. Am Einsatzort berichtet die Pflegekraft, dass ihr beatmungspflichtiger ALS-Patient mit Trachealkanüle sich nicht mehr suffizient beatmen ließe. Sie habe schon alles versucht, jedoch gebe das Heimbeatmungsgerät immer wieder Alarm, welcher sich nicht mehr wegdrücken lasse. Aufgrund dessen wird der Atemweg inspiziert: Die Trachealkanüle ist frei, der Cuff geblockt und der Cuffdruck ist im grünen Bereich. Ein Kollege der RTW-Besatzung erhält den Auftrag, den Patienten mit einer Frequenz von 12/min und Raumluft manuell zu beatmen. Nun wird das Beatmungsgerät geprüft, es ist am Strom angeschlossen. Der Selbsttest des Gerätes erfolgt ohne Fehlermeldung, es wird ein neues Beatmungsschlauchsystem mit Beatmungsfilter angesteckt. Die Beatmung der Prüflunge erfolgt ohne Fehlermeldung. Die Schwester sagt nun, dass sie dasselbe schon vor der Alarmierung getan hätte. Der NotSan tauscht daraufhin die Gänsegurgel aus und testet das Beatmungsgerät mittels Prüflunge erneut. Eine Fehlermeldung bleibt nun aus und der Patient wird an das Heimbeatmungsgerät angeschlossen. Nunmehr funktioniert die Beatmung wieder. Eine defekte Gänsegurgel war der Auslöser und wurde von der Schwester übersehen.

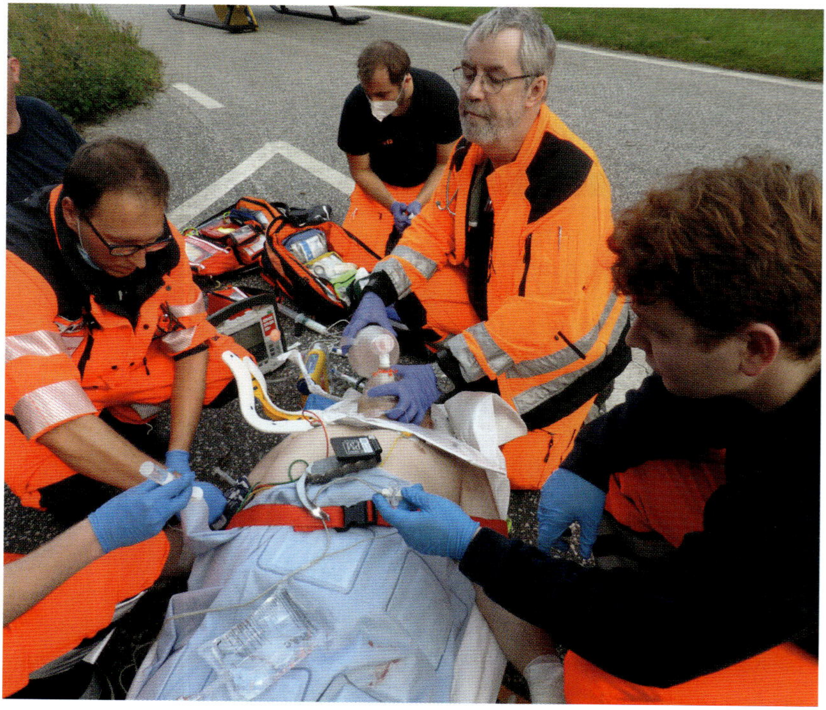

Abb. 22: Double Check bei der Medikamentengabe – stimmt die Dosierung?

Erläuterung zur Anwendung des Leitsatzes 10:

„Double Check" oder auch „Cross Check" meint das sichere, sorgfältige Überprüfen auf mehreren Kanälen von angenommenen, vermuteten oder in Wirklichkeit unsicheren, aber sicher geglaubten Informationen. Unser Gehirn spielt unserem Erinnerungsvermögen einen Streich und versucht, Dinge passend zu machen, die eventuell nicht passend waren oder sind.

In stressreichen Situationen verstärkt sich deutlich unsere Tendenz, Informationen zu selektieren und den Arbeitsaufwand reduzieren zu wollen. Es stellt sich der sog. Tunnelblick ein und wir verspüren den Drang, auf vermeintlich Gutes und Bewährtes zurückzugreifen, und zwar ohne zu überprüfen, ob der (gewohnte) Lösungsansatz überhaupt situationsgerecht ist (im Fall 19 die Annahme, der Tubus läge korrekt). Das erneute Prüfen von sicher geglaubten Erkenntnissen zeigt oft, dass es sich anders als angenommen verhielt.

Ein kritischer Punkt der Patientenversorgung, für den ein Double Check obligatorisch sein sollte, ist die Medikamentenapplikation. Hier bietet sich das „Stop-Injekt: Check!"-Prinzip an (Abb. 23). *Vor* der Applikation wird ein kurzer Stop eingelegt, um den vorbereiteten Wirkstoff und die Dosierung nochmals vom Behandelden prüfen zu lassen. Erst nach Check der korrekten Dosis wird die Injektion vorgenommen.

Fragen auf dem Weg zum CRM-Profi:

- Führen Sie einen Double Check durch und fordern Sie diesen aktiv ein?
- Sind Sie einverstanden, wenn dieser bei Ihnen eingefordert wird?

MERKE:

Rechnen Sie mit Ihrem eigenen fehlerhaften Verhalten und gehen Sie davon aus, dass andere Personen ebenso Fehler machen (Irren ist menschlich!). Sorgfältiges Prüfen von eigenen und fremden Handlungen kann helfen, Fehler rechtzeitig zu detektieren und Schäden zu minimieren bzw. gar nicht erst entstehen zu lassen.

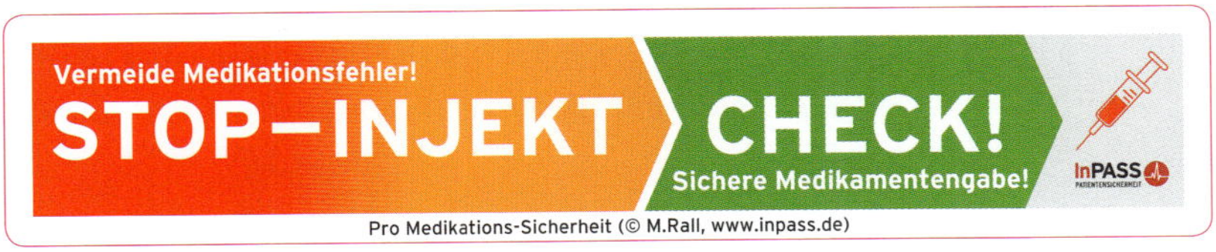
Vermeide Medikationsfehler!
STOP–INJEKT
CHECK!
Sichere Medikamentengabe!
InPASS
Pro Medikations-Sicherheit (© M.Rall, www.inpass.de)

Erklärfilm zum STOP-INJEKT:CHECK

Abb. 23: „Stop-Injekt: Check!" bei der Medikamentengabe

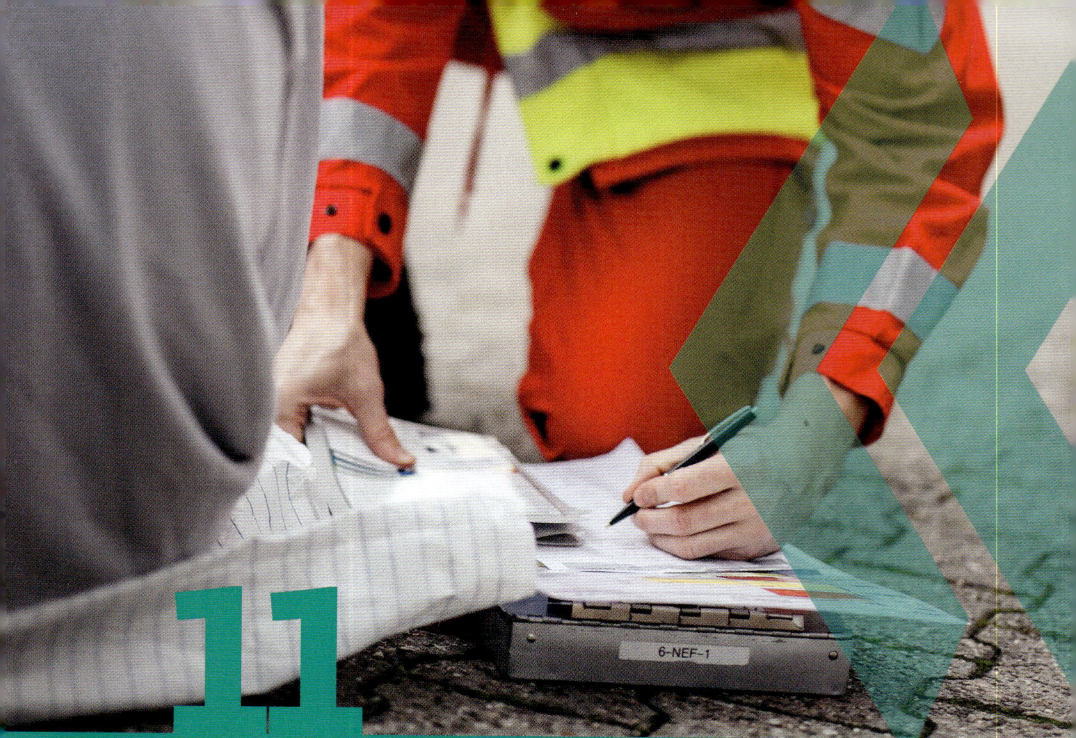

11

Leitsatz 11:

Verwende Merkhilfen und schlage nach.

Der Fall (21):

Bei einem ca. 90 kg schweren Patienten mit kardiogenem Schock soll in der Nacht gegen 3.30 Uhr eine Spritzenpumpe mit einem Katecholamin (250 mg in 50 ml) in einer Dosis von 5 µg/kgKG/min angeschlossen werden. Die Dosierungstabelle ist aufgrund ihres Alters und Zustandes nicht mehr lesbar. Das mit der Einstellung der Dosierpumpe beauftragte Personal hatte aufgrund der nächtlichen Uhrzeit Schwierigkeiten mit der korrekten Berechnung der Dosierung.

Der Fall (22):

Ein RTW und ein NEF werden zu einem Patienten mit dem Verdacht auf Suizid durch Medikamente entsandt. In der Wohnung wird ein 48-jähriger Patient angetroffen, welcher schwitzt, verlangsamt reagiert, aber orientiert ist. Er berichtet, dass ihn seine Frau verlassen habe und er deshalb nunmehr aus dem Leben scheiden wolle. Von seiner Schwester wollte er sich aber telefonisch noch verabschieden. Die Schwester alarmierte daraufhin den Rettungsdienst. Der Patient versichert glaubwürdig, drei Packungen eines „Herzmedikamentes" eingenommen zu haben. Die Medikamentenpackungen sind in einer dem Notfallteam unbekannten Sprache beschriftet. Die Auswirkungen dieser hohen Medikamentendosis sind dem Rettungsteam unbekannt. Das Team führt ein „10-für-10" durch und entscheidet sich für folgendes Vorgehen: Das RTW-Team versorgt den Patienten und der Notarzt holt über die Giftnotrufzentrale weitere Informationen ein.

Erläuterung zur Anwendung des Leitsatzes 11:

Gedächtnisstützen, insbesondere in Schrift- und Tabellenform, sind im Rettungsdienst weit verbreitet (Fall 21). Checklisten und Dosierungstabellen führen im Rettungsdienst häufig ein Schattendasein, meinen wir doch, alles im Kopf haben zu müssen. Nachschlagen wird noch allzu oft als Unwissenheit interpretiert, Unwissenheit zeuge von Dummheit, und Dummheit sei uncool. Viel cooler sei es, Dinge ohne Nachschlagen

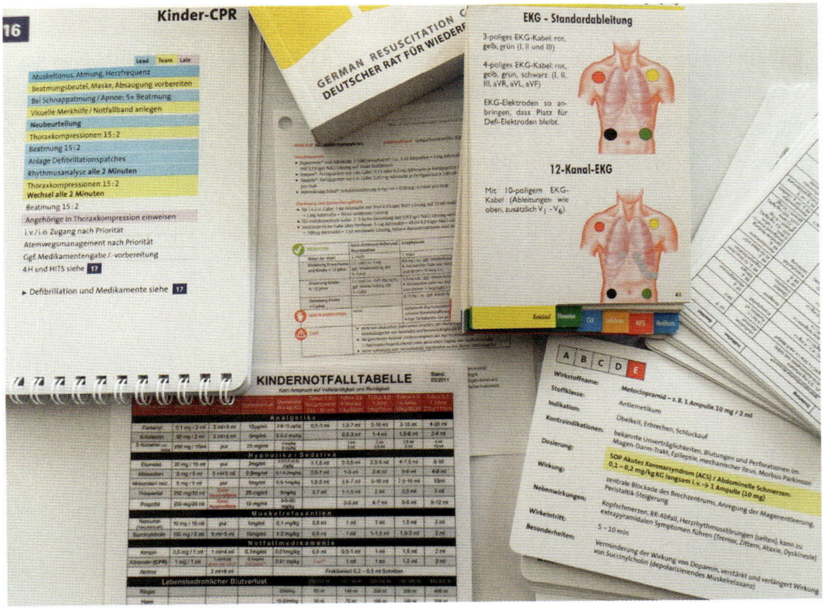

Abb. 24: Merkhilfen für den Rettungsdienst gibt es en masse im Handel oder lassen sich selbst zusammenstellen.

tun zu können. Untersuchungen zeigen jedoch, dass es da bei seltenen Handlungen sehr oft zu Verwechslungen oder falschen oder nicht der Reihenfolge entsprechenden Handlungen kommt. Ergo cool wirken ist also gefährlich!

Lassen Sie uns umdenken und Kollegen, welche Nachschlagewerke verwenden, als coole Kollegen einstufen. Das Nachschlagen von SOP, Medikamentendosierungen u.Ä. hilft vor allem bei der Durchführung von in ihrer Reihenfolge festgelegten Handlungen, beispielsweise bei der Assistenz zum Legen einer Thoraxdrainage. In hochverdichteten Situationen wie einem Notfalleinsatz empfiehlt es sich, Checklisten, Hilfsdienste und Nachschlagewerke einzusetzen, wie es in vielen Industriezweigen, vor allem in der Luftfahrt, üblich ist (Fall 22). Gut aufbereitete Nachschlagewerke bieten eine große Hilfe, um auf Zwischenfälle und Probleme reagieren zu können.

Eine andere, besondere Form von Merkhilfen stellen Akronyme für standardisierte Abläufe dar. Solche Abläufe wie z.B. ABCDE, SAMPLER oder DOPES können dem Notfallteam ein roter Faden sein, an dem es sich in komplexen, verdichteten und dynamischen Einsätzen orientieren und koordinieren kann.

Fragen auf dem Weg zum CRM-Profi:

- Verwenden Sie aktiv Merkhilfen?
- Kennen Sie die Merkhilfen, die Ihre Kollegen verwenden?

MERKE:

Fühlen Sie sich nicht schlecht, wenn Sie etwas nachschlagen – selbst wenn Sie es vorher schon hätten wissen können, sollten oder müssten. Zuverlässigkeit hat etwas mit Überprüfung zu tun. Schreiben Sie sich wichtige Dinge auf, prüfen Sie sich selbst. Arbeiten Sie nach Standards (SOP, Leitfaden, Empfehlungen von Fachgesellschaften).

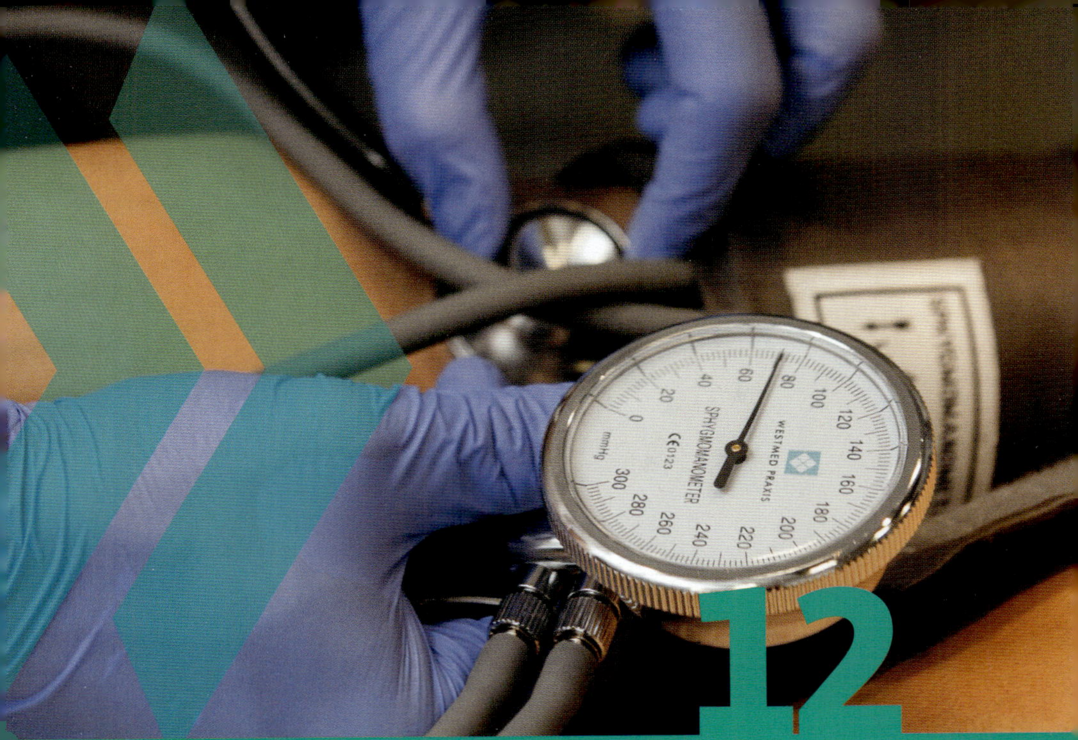

12

Leitsatz 12:

Re-evaluiere die Situation immer wieder, wende das 10-für-10-Prinzip an.

Der Fall (23):

Das EKG eines Notfallpatienten mit kardialer Erkrankung zeigt eine absolute Arrhythmie mit (im Mittel) 90 bpm. Daraufhin setzt der Notfallsanitäter die Alarmgrenzen auf Minimum 50 und Maximum 140 bpm. Der Patient wird zunehmend bewusstseinsgetrübt, schweißig und blass bei nunmehr 84 bpm und RR 80/50 mmHg, weshalb sich der Notfallsanitäter für eine zügige Versorgung mit raschem Transport entschließt. Um dies umzusetzen, findet ein „10-für-10" statt, welches aber wegen des subjektiv empfundenen Zeitdrucks nicht wiederholt wird. Bei unverändertem EKG-Bild wird der Patient der Klinik übergeben. In der Klinik wird der tatsächlich vorhandene Puls mit 44 bpm und 70/40 mmHg ermittelt.

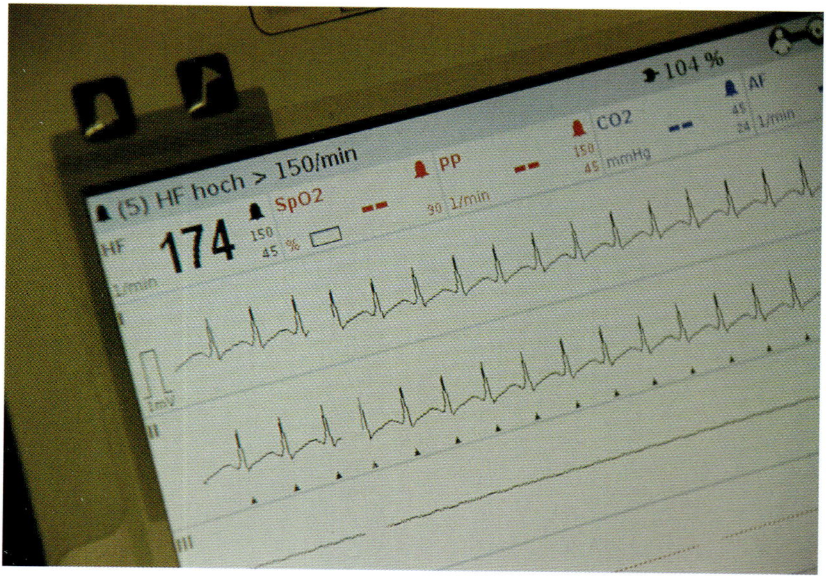

Abb. 25: Welche Alarmschwellen wurden gesetzt?

Der Fall (24):

Ein polytraumatisierter Patient wird von einem NAW-Team versorgt. Nach Blutstillung, Intubationsnarkose und Immobilisation wird der voll monitorisierte Patient in den RTW verbracht. Im RTW findet ein Check im Rahmen eines „10-für-10" statt. Alle durchgeführten Maßnahmen werden vom Notarzt wiederholt, welche durch die Notfallsanitäter kontrolliert werden. Dabei wird festgestellt, dass die Narkose vertieft werden muss und der Endotrachealtubus – vermutlich bei der Umlagerung – in den rechten Hauptbronchus verschoben wurde. Es findet eine Lagekorrektur des Tubus statt. Im Anschluss werden durch den NotSan die Vitalparameter erhoben und dokumentiert. Nach Voranmeldung in der Zielklinik wird unter Beibehaltung der wiederholten Blutdruckkontrolle die Fahrt begonnen.

Erläuterung zur Anwendung des Leitsatzes 12:

Einsätze mit kritisch kranken Patienten sind von einer hohen Dynamik und ständig notwendigen Entscheidungen geprägt. Um in solchen Situationen „Herr" der Lage bleiben zu können, ist es zwingend notwendig, die Situation im Blick zu behalten. Damit dies gelingt, kann die wiederholte Anwendung des 10-für-10-Prinzips hilfreich sein. Beim Gebrauch des „10 für 10" empfiehlt es sich, andere CRM-Prinzipien in die Re-Evaluation mit einfließen zu lassen. Etwa Hilfe anzufordern (LS 3) und alle verfügbaren Ressourcen und Informationen (LS 8) zu nutzen, hat hier positiven Einfluss. Die Kontrolle der Maßnahmen unter Beachtung des Double Checks (LS 10) und der daraus resultierenden Teamführungsaufgaben ergänzen das CRM-konforme Vorgehen. Gelingt dies im Zusammenspiel, ist das Auftreten von Fixierungsfehlern sehr unwahrscheinlich.

Im Fall 23 hat es das Team versäumt, den Double Check in Form einer Pulskontrolle durchzuführen. Zum einen hat sich das Team mit den Einstellungen der Alarmgrenzen auf einen möglichen kritischen Verlauf vorbereitet, dabei aber übersehen, dass im EKG lediglich die elektrische Aktivität des Herzens abgebildet wird und nicht die Kreislaufsituation des Patienten. Zum anderen haben sich die Parameter langsam verändert, sodass der negative Trend dem Team nicht sofort auffiel. Wenn diese sich verändern, sollte eine adäquate Reaktion folgen. Scheuen Sie sich also nicht, einer dynamischen Situation mit dynamischen Entscheidungen zu begegnen. Hängen Sie nicht an getroffenen Entscheidungen. Überlegen Sie wiederholt, ob Ihre getroffene Entscheidung noch gültig ist und ob Sie die Behandlungspriorität richtig gesetzt haben (wie in Fall 24). Die Notfallversorgung ist in der Regel dynamisch. Ein sich kontinuierlich verändernder Erkenntnisstand und Ihre Entscheidungen werden nur dann zur Situation passen, wenn Sie sich mit Ihrem Entscheidungsverhalten dieser Dynamik anpassen. Auch hierzu ist es ratsam, sich ein standardisiertes Vorgehen anzueignen. Im Rahmen der Umsetzung der CRM-Prinzipien hat sich z.B. das „FOR-DEC-Modell" etabliert (Hörmann 1994). Das Kurzwort steht für: Facts – Options – Risks & Benefits – Decision –

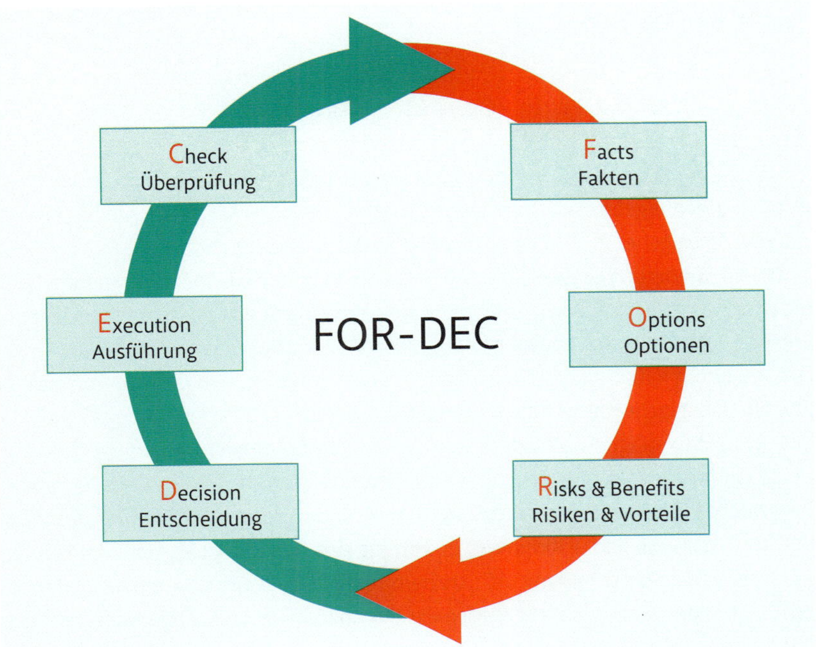

Abb. 26: Formalisierte Entscheidungsfindung

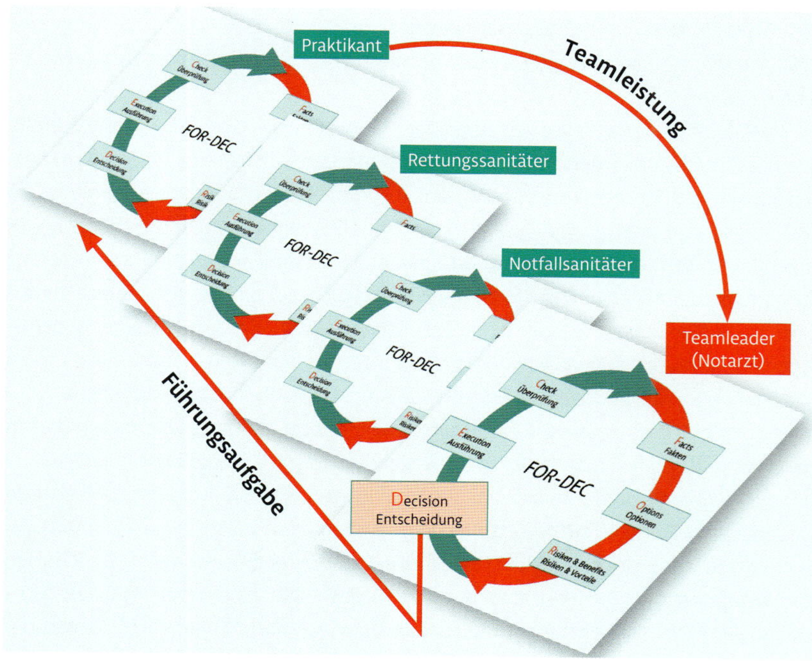

Abb. 27: FOR-DEC im Team (vgl. Hörmann 1994)

Execution – Check, also Fakten – Optionen – Risiken & Vorteile – Entscheidung – Ausführung – Überprüfung.

Die Fragestellungen sind kontinuierlich zu erneuern und die Antworten aus den resultierenden Ergebnissen sind, unter Abwägung der Vor- und Nachteile bei Beachtung des einzugehenden Risikos, in Handlungsoptionen umzusetzen. Erst wenn diese Optionen wiederum gegeneinander geprüft wurden, sollte eine Entscheidung über die endgültig durchzuführende Handlung getroffen werden. Diese muss dann, wie die Entscheidung selbst, kontinuierlich kontrolliert werden. Das Ergebnis der Kontrolle liefert wiederum neue Fakten, aus denen Handlungsoptionen resultieren, deren Risiken und Nutzen gegeneinander abzuwägen sind. Die konsequente Anwendung der FOR-DEC-Systematik trägt entscheidend zur Verhinderung von Fixierungsfehlern bei.

In der Teambetreuung eines Notfallpatienten wirken die gleichen Mechanismen. Der Unterschied zur Einzelbetrachtung besteht darin, dass jedes Teammitglied den FOR-DEC-Kreis für sich wahrnimmt. Es kommt also darauf an, dass letztendlich der Teamleader eine Entscheidung trifft, sie dem Team mitteilt, um sie koordiniert umsetzen zu können. Danach greifen wieder alle Teammitglieder in das Geschehen ein und überprüfen die Ergebnisse.

Fragestellungen zu Beginn von FOR-DEC

Facts:	Welche Situation liegt vor?
Options:	Welche Handlungen bieten sich an/sind notwendig?
Risks & Benefits:	Welche Risiken und welche Vorteile sind mit den jeweiligen Handlungen verbunden?
Decision:	Welche Handlung soll letztendlich durchgeführt werden?
Execution:	Ausführung der gewählten Handlung!
Check:	Kontrolle der Ergebnisse der durchgeführten Handlung! Führte die Handlung zum gewünschten Ziel?

Dieser Entscheidungsprozess ist im Handlungsablauf einer Notfallversorgung mehrfach zu wiederholen, der Situation entsprechend anzupassen und gegebenenfalls bei ausbleibendem Behandlungserfolg wiederholt kritisch zu hinterfragen bzw. neu zu entscheiden.

Fragen auf dem Weg zum CRM-Profi:

- Verwenden Sie bei verdichteten Situationen wiederholt das 10-für-10-Prinzip?
- Fordern Sie bei verdichteten Situationen wiederholt das 10-für-10-Prinzip ein?

MERKE:

Seien Sie sich des dynamischen Charakters Ihrer Tätigkeit im Notfalleinsatz stets bewusst. Ändern Sie Ihre Meinung oder Beurteilung der Lage vor Ort gern und jederzeit. Fragen Sie sich immer wieder von Neuem: „Was ist das Hauptproblem in dieser Situation?".

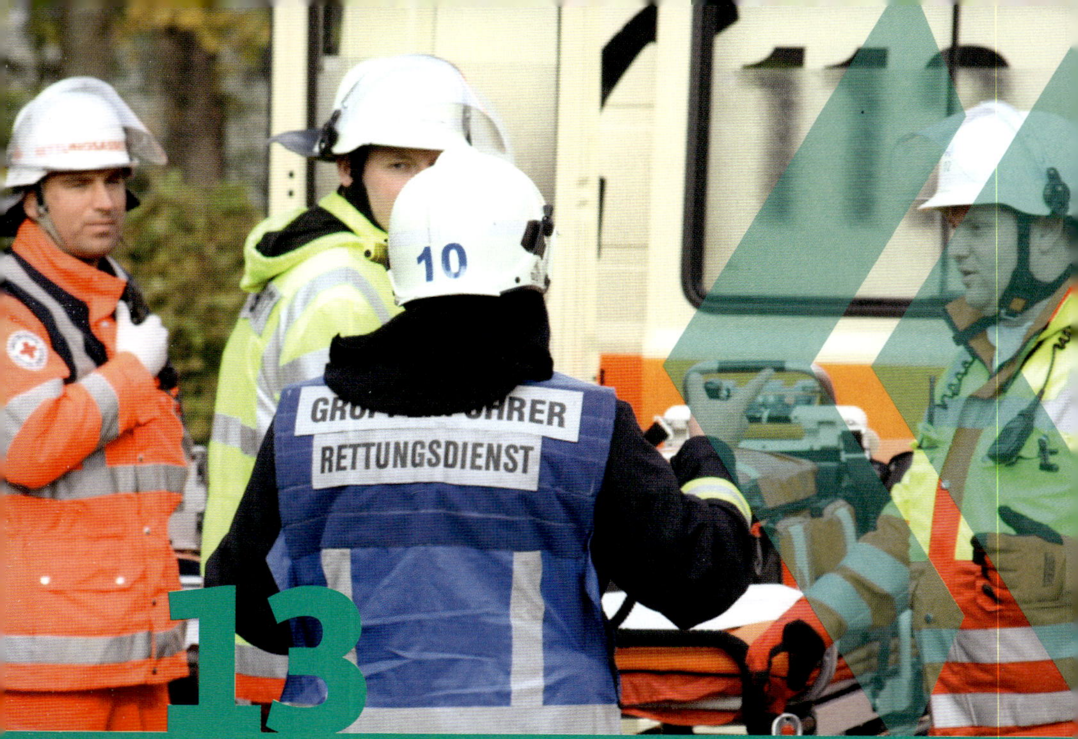

13

Leitsatz 13:

Achte auf gute Teamarbeit, unterstütze andere und koordiniere Dich mit anderen.

Der Fall (25):

Ein seit wenigen Wochen zum Team gehörender, frisch ausgebildeter Notfallsanitäter ist mit einem wenig erfahrenen Rettungssanitäter auf dem RTW eingesetzt. Zur Versorgung eines Patienten mit Verdacht auf Schenkelhalsfraktur fordern sie einen Notarzt zur Analgesie an. Der Notarzt zeigt sich von der Notwendigkeit seiner Anforderung wenig überzeugt, fragt forsch nach, ob sie in der Ausbildung nichts von Immobilisierungen und Lagerungshilfsmitteln gehört hätten, appliziert aber dennoch ein Analgetikum und verlässt die Einsatzstelle.

Der Fall (26):

Ein NEF wird in den benachbarten Bereich zu einem Verkehrsunfall geschickt. Dort angekommen, haben die Kollegen eines RTW bereits einen Stifneck angelegt, die Vitalparameter aufgenommen und einen i.v. Zugang mit VEL angelegt. Der Patient ist nicht eingeklemmt, wach, orientiert und kreislaufstabil. Der Patient gibt starke Schmerzen im Bereich der oberen Lendenwirbelsäule an. Der Notarzt bespricht nunmehr mit den Notfallsanitätern und dem Einsatzleiter der Feuerwehr das weitere Vorgehen der Rettung und lässt sich Vorschläge zum Hilfsmitteleinsatz machen. Auf die Frage, wie es denn mit der Anwendung des KED®-Systems wäre, antworten die Kollegen des RTW ehrlich, dass sie es theoretisch könnten, es aber in der Praxis noch nie angewendet hätten. Der Notfallsanitäter des NEF hingegen hat dieses System mit gutem Erfolg bereits mehrfach zum Einsatz gebracht. Daraufhin übernimmt der Notarzt die weitere medizinische Betreuung des Patienten, während die Notfallsanitäter gemeinsam erfolgreich das Rettungskorsett anlegen.

Erläuterung zur Anwendung des Leitsatzes 13:

Nicht immer gelingt Teamwork gut bzw. von selbst, kurze Absprachen während eines Einsatzes (Team-Time-Out) und nach einem Einsatz (Briefings) oder bei Dienstübernahme sind deshalb in allen Bereichen der High-Reliability-Organisationen etabliert. Die Zeit, die das Team für diese Gespräche aufwendet, wird später durch effektive-

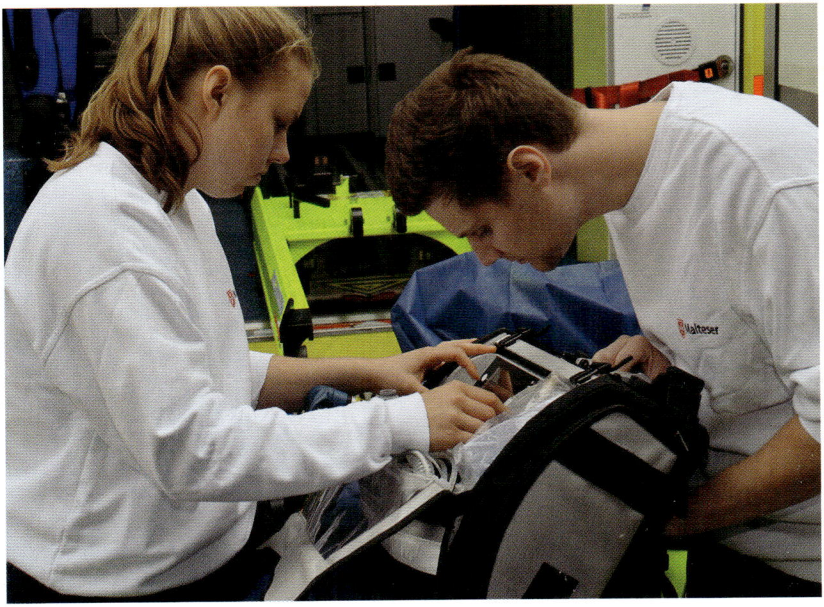

Abb. 28: Gemeinsam einer Ursache auf den Grund gehen statt Blame-Culture

res und komplikationsloses Arbeiten meist aufgeholt. Wenn jeder im Team im Vorfeld weiß, welche Rolle er im Notfalleinsatz prinzipiell auszufüllen hat, schafft das auch gedanklichen Freiraum bei dynamischen Notfalleinsätzen oder beim Auftreten von Zwischenfällen. Ein Baustein guten Teamworks sind Einsatznachbesprechungen (Debriefings). Für ein Debriefing reichen wenige Minuten zur Evaluation der Situation aus und es hilft, neue Handlungsoptionen zu entwickeln (Fall 26).

Gemeinsame Fehlerüberzeugung – eskalierendes Commitment

Nicht alle Entscheidungen in einem Team sind automatisch richtig, nur weil sie vom vermeintlich erfahrensten (oder in der Hierarchie am höchsten stehenden) Teammitglied getroffen werden. Insbesondere in festen Teams oder Einsatzgruppen besteht die latente Gefahr, dass im Laufe der Zeit gemeinsame Überzeugungen in Handlungen überführt werden, welche in ihrer Güte nicht mehr hinterfragt werden. Diese gemeinsam etablierten Fehlüberzeugungen sind stabil und schwer zu durchbrechen. Dieses Phänomen wird als „eskalierendes Commitment“ bezeichnet und beschreibt die gemeinsame informelle Verpflichtung des Teams, an zu Beginn einer Notfallversorgung getroffenen Entscheidungen bis zur Übergabe an die weiterbehandelnde Einrichtung trotz gegensätzlicher Informationen festzuhalten (Brockner et al. 1986). In solchen Fällen können Debriefings und die Umsetzung der CRM-Leitsätze hilfreich sein, um Altbekanntes und Fehlerhaftigkeit zu durchbrechen.

Fragen auf dem Weg zum CRM-Profi:

- Führen Sie ein sog. Team-Time-Out durch?
- Führen Sie Nachbesprechungen durch?

MERKE:

Ein gutes Team zu sein, bedeutet Arbeit. Die Teammitglieder sollten sich gegenseitig respektieren. Wenn jeder die jeweiligen Stärken des anderen stärkt und die Schwächen des anderen schwächt, entwickelt sich das Arbeiten aus Überzeugung. Ein Hand-in-Hand-Arbeiten ist motivierend und führt ein Team zu größtmöglicher Leistung. Das Abfedern von Fehlern, die andere Teammitglieder begehen, ist gutes Teamwork!

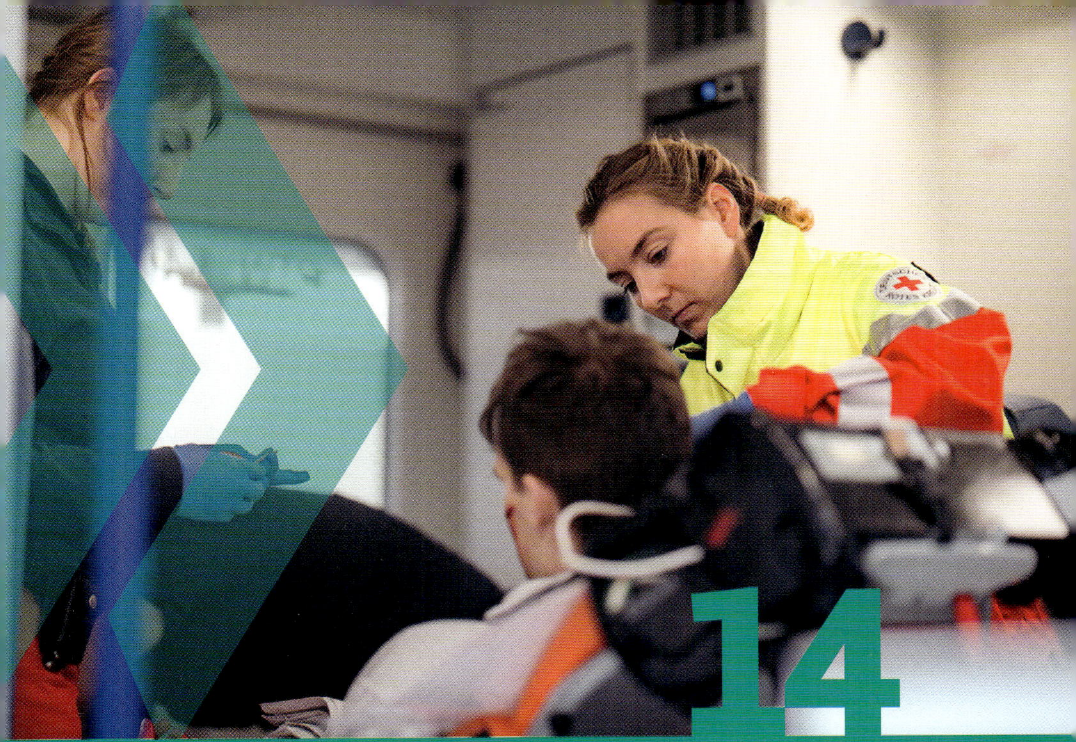

14

Leitsatz 14:

Lenke Deine Aufmerksamkeit bewusst (Situation Awareness).

Der Fall (27):

Eine Patientin wurde zu Hause vom Kassenärztlichen Notdienst behandelt. Dieser war wegen Atembeschwerden gerufen worden. Der Arzt bestellte wegen eines schlecht steuerbaren Blutzuckerspiegels einen RTW. Der Notfallsanitäter trifft auf eine Patientin (76 Jahre), welche seit Jahren wegen Diabetes mellitus behandelt wird und nun seit drei Tagen an einem fieberhaften Infekt leidet. Der BZ wurde durch eine Injektion von 8 g Glucose auf 90 mg/dl angehoben, nachdem er initial bei 60 mg/dl lag. Bei einer bekannten Hypertonie liegt der Blutdruck jetzt bei 150/90 mmHg, während der Puls im Mittel bei 100/min bei bekanntem Vorhofflimmern gemessen wird. Auskultatorisch besteht auf der linken Thoraxseite ein unsauberes Geräusch, weswegen der NotSan die Patientin mit dem Verdacht einer Bronchitis klinisch vorstellen möchte. Im RTW werden die Extremitätenableitungen des EKG und ein SpO_2-Sensor angelegt (92%), daraufhin erfolgt die Sauerstoffgabe über eine Nasenbrille (4 l/min) sowie das Blutdruckmonitoring (Intervall 5 min). Auf der 20-minütigen Fahrt berichtet die Patientin von leichten Schwindelattacken *und Unwohlsein. Vor der Notaufnahme bemerkt der NotSan, dass sich das gelbe Elektrodenkabel gelöst hat. Nach der Konnektierung ist eine deutliche Veränderung in den Ableitungen I und aVL zu erkennen. In der Notaufnahme werden weitere Veränderungen in V5 und V6 nachgewiesen.*

Der Fall (28):

Bei der Versorgung eines Patienten im RTW erhält die Notfallsanitäterin vom Notarzt den Auftrag, den Blutdruck des Patienten manuell zu ermitteln. Als die NotSan die Membran des Stethoskops auflegt, beginnt der NA die Anamnese des Patienten zu erheben. Gleichzeitig stellt der Kollege die Frage, in welcher Größe die Venenverweilkanüle vorbereitet werden soll. Durch diesen Lärmpegel, der durch das Motorengeräusch – Klimaanlage – noch verstärkt wird, ist es der Notfallsanitäterin unmöglich geworden, die Korotkow-Töne zu hören. Sie bittet höflich, aber bestimmt um Ruhe und kann so ihren Arbeitsauftrag erfüllen.

Erläuterung zur Anwendung des Leitsatzes 14:

Da der Mensch durch seine Sinne über viele Informationskanäle verfügt, diese aber nur bedingt (parallel) verarbeiten kann, ist es wichtig, dass er bewusst mit diesen Informationen und der Art ihrer Gewinnung umgeht. Wir können nicht schreiben, während wir etwas anderes sagen wollen. Ebenso ist es nicht möglich, einem Mitmenschen aufmerksam zuzuhören und gleichzeitig etwas anderes zu lesen.

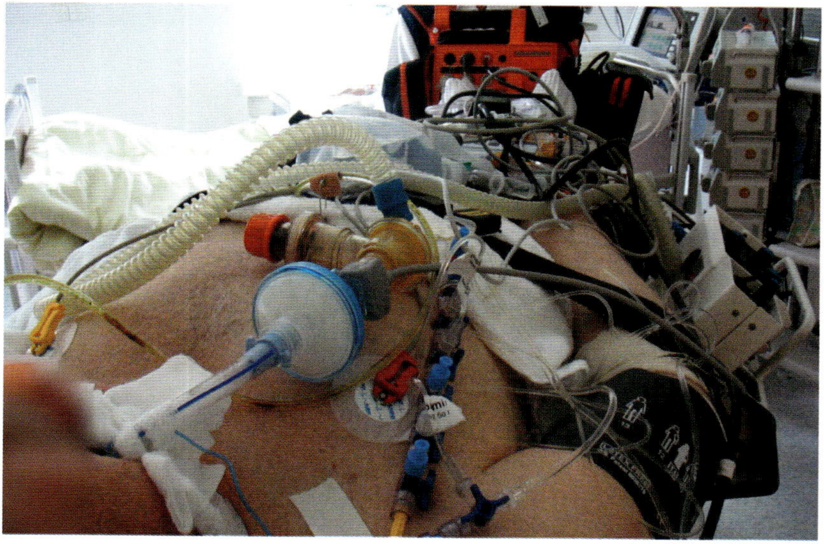

Abb. 29: Patientenverlegung mit Kabelsalat – geordnete Aufmerksamkeit möglich?

Unser Gehirn ist durchaus leistungsfähig und wir können für einen kurzen Zeitraum *bewusst gelenkt* hochkonzentriert und aufmerksam sein. Zur bewussten Lenkung unserer Aufmerksamkeit können zwei Strategien helfen:

1. Eine geordnete Vorgehensweise im Notfalleinsatz hilft, die Aufmerksamkeit auf bestimmte Aspekte einer Notfallsituation lenken zu können.
2. Der bewusste Wechsel zwischen dem Überblick der Gesamtsituation und der Fokussierung auf Details unterstützt die Konzentration und hilft bei der Antizipation: Was ist passiert? Welche Einflussfaktoren bestehen? Wer hat bisher was gemacht? Gibt es weiterführende Pläne? Wo gibt es welche Probleme?

Auf diese Weise haben alle die Möglichkeit, ihre Aufmerksamkeit für den weiteren Einsatzverlauf zu bündeln und die nächsten Handlungsschritte zu planen.

Fragen auf dem Weg zum CRM-Profi:

- Sind Sie in der Lage, sich 20 Minuten auf ein Thema zu konzentrieren?
- Holen Sie Teampartner bei angenommener mentaler Abwesenheit aktiv ins Geschehen zurück?

MERKE:

Sie können sich nicht auf zwei Dinge gleichzeitig konzentrieren! Fokussieren Sie Ihre Aufmerksamkeit. Bitten Sie andere, den Überblick zu behalten, während Sie sich um Details kümmern. Wenn nicht anders möglich, arbeiten Sie abwechselnd an Problemen, nicht gleichzeitig. Entscheiden Sie ganz bewusst, was Sie tun und was Sie lassen. Wenn es Ihnen bei der Umsetzung hilft, begründen Sie Ihr Vorgehen im Team (Situation Awareness).

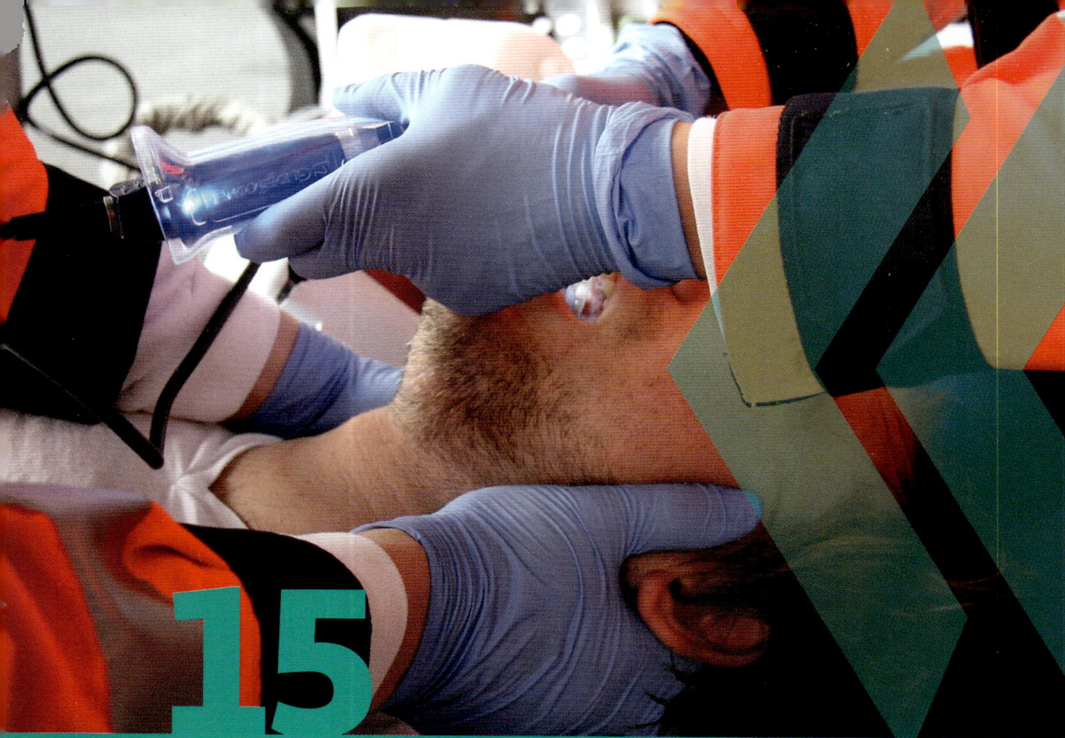

15

Leitsatz 15:
Setze Prioritäten dynamisch.

Der Fall (29):

Ein RTW und ein NEF befinden sich bei einem Verkehrsunfall und versorgen einen polytraumatisierten Motorradfahrer. Für den Transport in ein Haus der Maximalversorgung wird ein RTH angefordert, welcher jedoch aktuell nicht zur Verfügung steht. Daraufhin entscheidet der Notarzt, den Transport mit dem RTW in die etwa 50 km entfernte Zielklinik durchzuführen. Nach zehn Minuten Fahrzeit wird der RTW von der Leitstelle informiert, dass nunmehr in zwei Minuten der RTH erreicht werden könne. Der Notarzt lehnt ab und es wird der Transport mit dem RTW fortgeführt.

Der Fall (30):

Nach Anforderung durch den Hausarzt wird ein RTW zu einer 39-jährigen Patientin mit dem Meldebild „unklares Abdomen" alarmiert. Bei Patientenübernahme durch den Rettungsdienst ist der Puls der Patientin tachykard. Die abdominellen Schmerzen wurden durch die Patientin als rückläufig angegeben. Als Grund gab sie die erhaltene „Schmerzspritze" durch ihren Hausarzt an. Der Notfallsanitäter monitorisiert die Patientin, und erst danach wird der Transport begonnen. Nach etwa vier Minuten imponieren an Hals und Extremitäten der Patientin rote Flecken und sie berichtet von Juckreiz an Handflächen und Fußsohlen, außerdem würde ihr Mund so komisch trocken werden. Der Notfallsanitäter fordert seine Kollegin daraufhin auf, ihn zu unterstützen.

Erläuterung zur Anwendung des Leitsatzes 15:

Dynamische Situationen erfordern ein dynamisches Vorgehen. Halten Sie deshalb nicht an Ihren anfänglich getroffenen Entscheidungen fest (Fall 29). Im Zweifel sollte auf der Basis eines geringen Informationsstandes eine notwendige Entscheidung getroffen werden, die aber dann bei geänderter Kenntnislage wieder angepasst wird. In dynamischen Notfallsituationen werden von einem Rettungsteam dynamische Entscheidungen erwartet. Dies trifft sowohl auf medizinisches wie auch auf einsatztaktisches Verhalten zu. Bitte denken Sie daran: Wenn Sie Hilfe von der Leitstelle erwarten, vergessen Sie nicht, diese von der Lage vor Ort in Kenntnis zu setzen (für ein gemeinsames mentales Modell auch beim Disponenten).

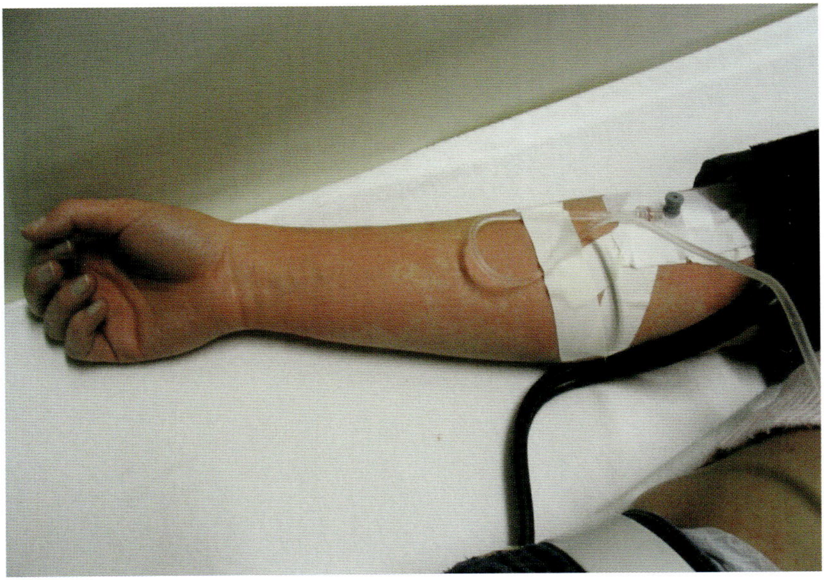

Abb. 30: Anzeichen einer allergischen Reaktion – jetzt muss ad hoc reagiert werden.

Fragen auf dem Weg zum CRM-Profi:

- Passen Sie Ihr Handeln der Situation an?
- Fordern Sie bei Ihrem Team aktive Handlungsveränderungen?

MERKE:

Wer in einem unbekannten Arbeitsumfeld auf unbekannte Aufgaben trifft, sollte die Fähigkeit besitzen, sich auf veränderte Situationen dynamisch auf die Lösung dieser Probleme einzustellen. Im Rettungsdienst sind getroffene Entscheidungen als dynamisch und deren Ergebnis als hochvariabel anzusehen. Dabei ist es von entscheidender Bedeutung, dass sich das Team nach den Einsatzprioritäten richtet.

III. Nachwort

Realistisches und relevantes Simulations-Teamtraining zur Erhöhung der Patientensicherheit

Neben den High-Reliability-Organisationen nutzt die Akutmedizin das Teamtraining an Patientensimulatoren als höchst effektive Trainingsmethode zur Optimierung der Teamarbeit und Erhöhung der Patientensicherheit (Rall 2010, 2013a, 2013b; Rall, Op Hey & Langewand 2018). Die in diese Trainings integrierten Inhalte des CRM geben den Teilnehmenden in wertschätzender Art und Weise einen „neuen" Blick auf die Versorgung von (Notfall-)Patienten. Speziell für diese Trainingsform geschulte Instruktoren stellen ein erwachsenengerechtes Ausbildungskonzept zusammen, welches pädagogisch hochwertig und lernzielorientiert die Teamarbeit in der medizinischen Versorgung unterstützt. Somit hilft diese Form der Ausbildung, relevante Situationen der medizinischen Patientenversorgung in einer realitätsnahen Arbeitsumgebung sicher und teilweise reproduzierbar zu trainieren und folglich Prozesse und Handlungsabläufe zu verbessern.

In einer psychologisch sicheren Trainingsumgebung für jeden einzelnen Mitarbeitenden können diese Trainings helfen, Sicherheitslücken zu erkennen und Lösungsansätze für Präventionsmaßnahmen gemeinsam zu entwickeln. Durch die im videogestützten Debriefing stattfindende Selbstreflexion des eigenen Handelns wird diese Erkenntnis verstärkt.

Moderne Simulations-Teamtrainings sollten die Mindestanforderungen für Simulationstrainings der Deutschen Gesellschaft für Simulation in der Medizin (DGSiM 2015) einhalten.

Der Transfer der Trainingsinhalte und das gelebte CRM-Verhalten im Arbeitsalltag tragen wesentlich zur Optimierung der Notfallversorgung und damit in entscheidendem Maße zur Erhöhung der Patientensicherheit bei.

Es gilt auch im Rettungsdienst, die Erkenntnisse der Human-Factors-Forschung für die Sicherheit der Notfallpatienten einzusetzen. Dazu zählt ganz klar das CRM-Konzept. Es leitet aus menschlichen Verhaltensmustern, welche die Entstehung von Fehlern begünstigen können, verschiedene, sich überlappende Techniken zur Fehlererkennung und Fehlervermeidung ab. Wenn Rettungsteams die Idee des CRM konsequent im Rettungsdienstalltag anwenden, lassen sich nachweislich Fehler erkennen. Zusätzlich können andere, noch nicht zutage getretene Fehler *vor* einer schädlichen Wirksamkeit entlarvt werden. Bei unvorhersehbaren Zwischenfällen bietet CRM eine erhöhte Handlungssicherheit für die Teams auf den Einsatzfahrzeugen – zum Vorteil für die Notfallpatienten.

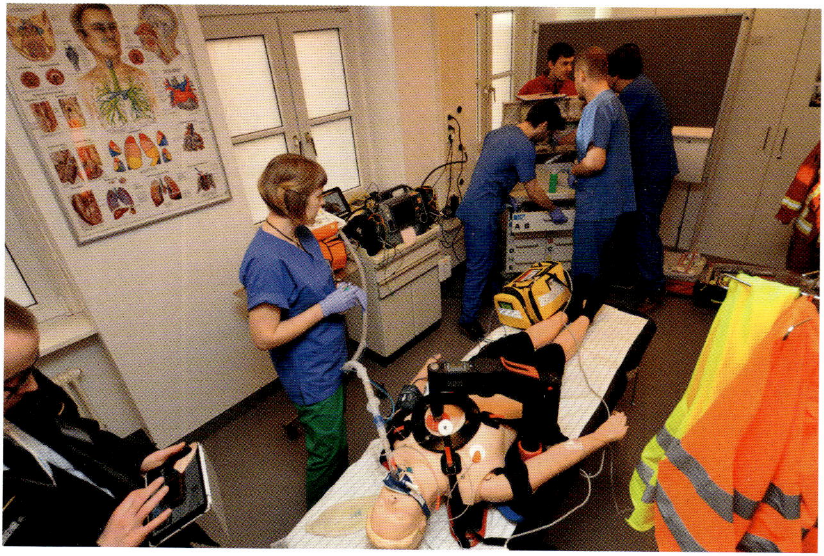

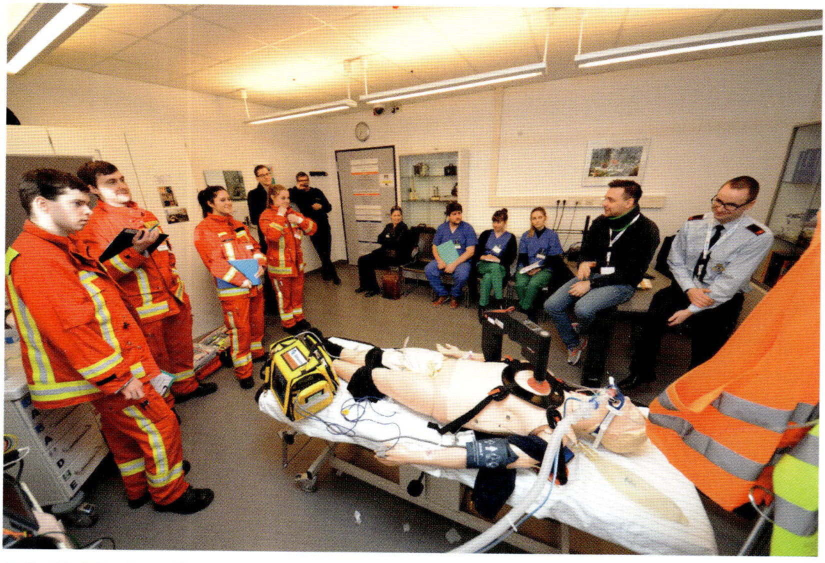

Abb. 31 / 32: Gemeinsames Simulationstraining von Präklinik und Klinik im Schockraum sowie Debriefing im Nachgang

Checkliste auf dem Weg zum CRM-Profi

Nachfolgend finden Sie alle Fragen, deren Beantwortung Sie auf dem Weg zum CRM-Profi unterstützen können:

- Kennen Sie Ihr Arbeitsgerät und Ihre Arbeitsumgebung, wie z.B. den RTW?
- Sind Sie z.B. in der Lage, Ihren Defibrillator im Falle einer Kardioversion sicher bedienen zu können?
- Wie sieht es mit dem Perfusor® aus?
- Sind Ihnen die typischen Verläufe von kritischen Krankheiten und Verletzungen bekannt?
- Kennen Sie die notwendigen Behandlungsschritte, die Interaktionen im Team erfordern?
- Sind Ihnen die Hilfsangebote außerhalb der typischen Fachdienste (wie z.B. Polizei oder Feuerwehr) bekannt?
- Sind Sie bereit, Hilfe anzufordern, auch wenn es vorerst nicht notwendig erscheint?
- Sind Sie eher der Leader oder der Teamer? Oder können Sie beides?
- Sind Sie bei beim Eintreten bzw. Erkennen von Fehlern bereit, diese auch hierarchieübergreifend anzusprechen?
- Verwenden Sie bei verdichteten Situationen das 10-für-10-Prinzip?
- Fordern Sie bei verdichteten Situationen das 10-für-10-Prinzip ein?
- Wie steht es mit Ihren eigenen Ressourcen?
- Sind ihnen alle verfügbaren Hilfsangebote für den Einsatz bekannt?
- Haben Sie selbst bereits frühzeitig Hilfe angefordert?
- Wie kommunizieren Sie, wenn es laut und verdichtet wird?
- Haben Sie bereits die ISBAR-Technik angewendet?
- Sprechen Sie Ihre Ideen, Arbeitsdiagnosen oder „Bauchgefühle“ laut aus?
- Fordern Sie dies bei Ihrem Team ein?
- Wann haben Sie das letzte Mal eine Annahme nicht weiter verfolgt?
- Sprechen Sie laut Bedenken aus, auch wenn formale Hierarchien vorliegen?

- Führen Sie einen Double Check durch und fordern Sie diesen aktiv ein?
- Sind Sie einverstanden, wenn dieser bei Ihnen eingefordert wird?
- Verwenden Sie aktiv Merkhilfen?
- Kennen Sie die Merkhilfen, die Ihre Kolleginnen und Kollegen verwenden?
- Verwenden Sie bei verdichteten Situationen wiederholt das 10-für-10-Prinzip?
- Fordern Sie bei verdichteten Situationen wiederholt das 10-für-10-Prinzip ein?
- Führen Sie ein sog. Team-Time-Out durch?
- Führen Sie Nachbesprechungen durch?
- Sind Sie in der Lage, sich 20 Minuten auf ein Thema zu konzentrieren?
- Holen Sie Teampartner bei angenommener mentaler Abwesenheit aktiv ins Geschehen zurück?
- Passen Sie Ihr Handeln der Situation an?
- Fordern Sie bei Ihrem Team aktive Handlungsveränderungen?

Literatur

Aktionsbündnis Patientensicherheit (APS) (2014) Pressemitteilung vom 22. Januar 2014: Konzertierte Aktion zum Ausbau der Patientensicherheit erforderlich. https://www.aps-ev.de/pressemeldungen/ (Abruf: 11. Oktober 2021).

Brockner J., Houser R., Birnbaum G. et al. (1986) Escalation of commitment to an ineffective course of action: The effect of feedback having negative implications for self-identity. Administrative Science Quarterly (31): 109-126.

Burgess P.W., Veitch E., de Lacy Costello A. et al. (2000) The cognitive and neuroanatomical correlates of multitasking. Neuropsychologia 38 (6): 848-863.

Burghofer K., Lackner C.K. (2010) Kommunikation – Risikofaktor in der Akutmedizin. Notfall + Rettungsmed 13: 370-375.

Cooper J.B., Newborner R.S., Long C.D. et al. (1978) Preventable anesthesia mishaps: A study of human factors. Anesthesiology 49 (6): 399-406.

Dänecke H. (2002) Menschliche Kapazitäten – „Mammutjäger", was nun? Flugsicherheit – Fachliche Mitteilungen für fliegende Verbände 39 (1) (= Sonderausgabe 1/2002: Crew Ressource Management. Hrsg. v. General Flugsicherheit in der Bundeswehr in Zusammenarbeit mit dem Bundesministerium der Verteidigung – Fü S I 1 –): 6-13.

DeKeyser V., Woods D.D., Masson M. et al. (1988) Fixation errors in dynamic and complex systems: descriptive forms, psychological mechanisms, potential countermeasures. Technical Report for NATO Division of Scientific Affairs.

Deutsche Gesellschaft für Simulation in der Medizin e.V. (DGSiM) (Hrsg.) (2015) Mindestanforderungen der DGSiM für die Durchführung von Simulations-Teamtrainings in der Medizin. Version 1.0. https://dgsim.de/download/a4264ku5ad3rblb-ak0to20lq8nn/dgsim-mindestanforderungen-teamtraining-version-1.pdf (Abruf: 1. Oktober 2020).

Dewe B. (2011) Professionelles soziales Handeln. Soziale Arbeit im Spannungsfeld zwischen Theorie und Praxis. 4. Aufl., Beltz Juventa, Weinheim.

Draycott T., Sibanda T., Owen L. et al. (2006) Does training in obstetric emergencies improve neonatal outcome? BJOG 113 (2): 177-182.

El Khamali R., Mouaci A., Valera S. et al. (2018) Effects of a multimodal program including simulation on job strain among nurses working in intensive care units: A randomized clinical trial. JAMA 320 (19): 1988-1997.

Fioratou E., Flin R.H., Glavin R.J. (2010) No simple fix for fixation errors: cognitive processes and their clinical applications. Anaesthesia 65 (1): 61-69.

Fletcher G.C.L., McGeorge P., Flin R.H. et al. (2002) The role of non-technical skills in anaesthesia: a review of current literature. Br J Anaesth 88 (3): 418-429.

Haerkens M., Kox M., Noe P.M. et al. (2018) Crew Resource Management in the trauma room: a prospective 3-year cohort study. Eur J Emerg Med 25 (4): 281-287.

Haig K.M., Sutton S., Whittington J. (2006) SBAR: a shared mental model for improving communication between clinicians. Jt Comm J Qual Patient Saf 32 (3): 167-175.

Helmreich R.L. (2000) On error management: lessons from aviation. BMJ 320 (7237): 781-785.

Helmreich R.L., Merritt A.C., Wilhelm J.A. (1999) The evolution of Crew Resource Management training in commercial aviation. Int J Aviat Psychol 9 (1): 19-32.

Hörmann H.-J. (1994) FOR-DEC: A prescriptive model for aeronautical decision making. Human factors in aviation operations. 21st Conference of the European Association for Aviation Psychology (EAAP). Avebury Aviation, Aldershot Hampshire.

Howard S.K., Gaba D.M., Fish K.J. et al. (1992) Anesthesia crisis resource management training: teaching anesthesiologists to handle critical incindents. Aviat Space Environ Med 63 (9): 763-770.

International Atomic Energy Agency (IAEA) (1988) Basic safety principles for nuclear power plants (INSAG-3). IAEA, Vienna (Revision 1999: 75-INSAG-3 Rev. 1 = INSAG-12, www-pub.iaea.org/MTCD/Publications/PDF/P082_scr.pdf, Abruf: 23. September 2021).

International Atomic Energy Agency (IAEA) (1991) Safety culture (No.75-INSAG-4). A report by the International Nuclear Safety Advisory Group. IAEA, Vienna. www-pub.iaea.org/MTCD/publications/PDF/Pub882_web.pdf (Abruf: 23. September 2021).

Kohn L.T., Corrigan J.M., Donaldson M.S. (2000) To err is human: building a safer health system. National Academy Press, Washington.

Landrigan C.P., Parry G.J., Bones C.B. et al. (2010) Temporal trends in rates of patient harm resulting from medical care. N Engl J Med 363 (22): 2124-2134.

Neily J., Mills P.D., Young-Xu Y. et al. (2010) Association between implementation of a medical team training program and surgical mortality. JAMA 304 (15): 1693-1700.

Rall M. (2010) Notfallsimulation für die Praxis. Notfallmedizin Up2date (5): 1-24.

Rall M. (2012) Simulation in der notärztlichen Weiterbildung. Notfall + Rettungsmed 15 (3): 198-206.

Rall M. (2013a) Human Factors und CRM: Eine Einführung. In: St. Pierre M., Breuer G. (Hrsg.) Simulation in der Medizin: Grundlegende Konzepte – Klinische Anwendung. Springer, Berlin, Heidelberg, S. 135-153.

Rall, M. (2013b) Mobile „in-situ"-Simulation – „Train where you work". In: St. Pierre M., Breuer G. (Hrsg.) Simulation in der Medizin: Grundlegende Konzepte – Klinische Anwendung. Springer, Berlin, Heidelberg, S. 193-209.

Rall M. (2015) Checklisten in der klinischen Realität. Intensiv- und Notfallbehandlung 40 (4): 158-164.

Rall M., Dieckmann P. (2005a) Prävention und Management von kritischen Ereignissen durch Crisis Resource Management (CRM). Minimal Invasive Chirurgie 14 (1): 31-38.

Rall M., Dieckmann P. (2005b) Safety culture and crisis resource management in airway management: General principles to enhance patient safety in critical airway situations. Best Practice & Research Clinical Anaesthesiology 19 (4): 539-557.

Rall M., Dieckmann P., Hackstein A. (2013) Crew Resource Management in der Leitstelle – Leitsätze für die Arbeit von Disponenten. Stumpf + Kossendey, Edewecht.

Rall M., Gaba D.M. (2009) Human performance and patient safety. In: Miller R.D. (ed.) Miller's Anesthesia. Churchhill Livingstone, Elsevier, Philadelphia, PA, S. 93-150.

Rall M., Glavin R., Flin R. (2008) The '10-seconds-for-10-minutes principle' – Why things go wrong and stopping them getting worse. Bulletin of The Royal College of Anaesthetists - Special human factors issue (51): 2614-2616.

Rall M., Lackner C.K. (2010a) Crisis Resource Management (CRM) – Der Faktor Mensch in der Akutmedizin. Notfall + Rettungsmed 13: 349-356.

Rall M. , Lackner C.K. (2010b) Crisis Resource Management (CRM) – Der Faktor Mensch in der Akutmedizin (Leitthema). Notfall + Rettungsmed 13: 249-256.

Rall M., Manser T., Guggenberger H. et al. (2001) Patientensicherheit und Fehler in der Medizin. Entstehung, Prävention und Analyse von Zwischenfällen. AINS 36: 321-330.

Rall M., Op Hey F., Langewand S. (2018) Crew Resource Management im Rettungsdienst. In: LPN-San. Lehrbuch für Rettungssanitäter, Betriebssanitäter und Rettungshelfer. 4. Aufl., Stumpf + Kossendey, Edewecht, S. 500-506.

Rall M., Schaedle B., Zieger J. et al. (2002) Neue Trainingsformen und Erhöhung der Patientensicherheit. Sicherheitskultur und integrierte Konzepte. Unfallchirurg 105: 1033-1042.

Rall M., TüPASS (2010) Lernen aus kritischen Ereignissen auf der Intensivstation. Intensivmedizin up2date: 85-104.

Rall M., van Gessel E., Staender S. (2011) Education, teaching & training in patient safety. Best Pract Res Clin Anaesthesiol 25 (2): 251-262.

Reason J.T. (1990) Human error. Cambridge University Press, Cambridge.

Richter A. (1998) Das Kapazitätenmodell. www.nti-craintal.de (Abruf: 7. Februar 2020).

Schulz C.M., Burden A., Posner K.L. et al. (2017) Frequency and type of situational awareness errors contributing to death and brain damage: A closed claims analysis. Anesthesiology 127 (2): 326-337.

Schulz C.M., Krautheim V., Hackemann A. et al. (2016) Situation awareness errors in anesthesia and critical care in 200 cases of a critical incident reporting system. BMC Anesthesiol 16: 4.

Siemens AG (Hrsg.) (2021) Industry Online Support, Eintrag MTBF. https://support.industry.siemens.com/cs/attachments/16818490/16818490_mtbf_en.pdf (Abruf: 3. Februar 2022).

Vincent C. (2010) Patient Safety. Wiley-Blackwell, Chichester, West Sussex.

Wachter R. (2012) Understanding Patient Safety. 2. ed., McGraw-Hill Education, New York, N.Y.

Wiener E., Kanki B., Helmreich R. (1993) Cockpit Resource Management. Academic Press, San Diego.

Ziewacz J.E., Arriaga A.F., Bader A.M. et al. (2011) Crisis checklists for the operating room: development and pilot testing. J Am Coll Surg 213 (2): 212-217, e210.

Über die Autoren

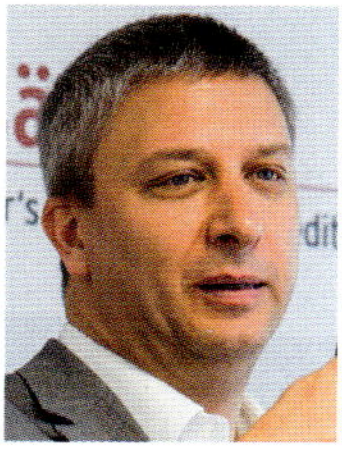

Dr. med. Marcus Rall

Marcus Rall, Gründer und Gesellschafter von InPASS GmbH, in Human Factors und CRM ausgebildet bei Prof. David Gaba in Stanford, hat im deutschsprachigen Raum maßgeblich dazu beigetragen, das Wissen zu Human Factors und Crew Resource Management (CRM) im Bereich der Medizin zu verbreiten und zu optimieren.
Die von ihm entwickelten Prinzipien, wie z.B. das „10-Sekunden-für-10-Minuten"-Konzept, haben sich inzwischen breitflächig etabliert und werden in zahlreichen Institutionen systematisch und mit großem Erfolg umgesetzt. Marcus Rall hat in Wissenschaft und Praxis das Wissen aus zahlreichen Hochsicherheits- und Hochrisikoindustrien gesammelt und für die Anwendung im medizinischen Umfeld optimiert. Durch über 20 Jahre Erfahrung in der Ausbildung von medizinischen Teams kennt er Risiken, Gefahren und Faktoren, welche regelmäßig zu Fehlern und Misserfolgen führen, ebenso wie bewährte Erfolgsstrategien und Techniken für die Praxis.

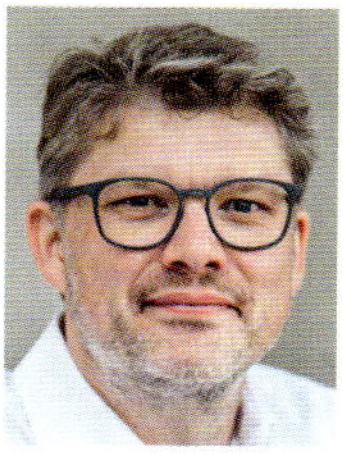

Sascha Langewand, M.A. MAS

Sascha Langewand war 10 Jahre als (Lehr-)Rettungsassistent tätig und leitete im Anschluss verschiedene Bildungseinrichtungen und Ausbildungsbereiche im klinischen und präklinischen Bereich. Er war maßgeblich an der Verbreitung der CRM-Leitsätze im deutschen Rettungsdienst beteiligt. Der von ihm mitentwickelte und preisgekrönte Trainings-RTW der RKiSH gGmbH war der Erste seiner Art und inspirierte weitere Rettungsdienste, sich mit dem Thema CRM zu befassen. Er war auf Landesebene in der berufspolitischen Diskussion um den Notfallsanitäter aktiv und ist Urheber des bundesweit ersten Curriculums für die Weiterbildung zum Praxisanleiter. Seit 2017 ist Sascha Langewand für das InPASS – Institut für Patientensicherheit und Teamtraining GmbH tätig, um den CRM-Gedanken aktiv weiter zu verbreiten. Er ist Berufspädagoge B.A., Master of Advanced Studies (MAS) in Ausbildungsmanagement und Notfallsanitäter, Autor, Organisationsanalytiker M.A. und verfügt über eine Weiterbildung zum Coach/Supervisor.

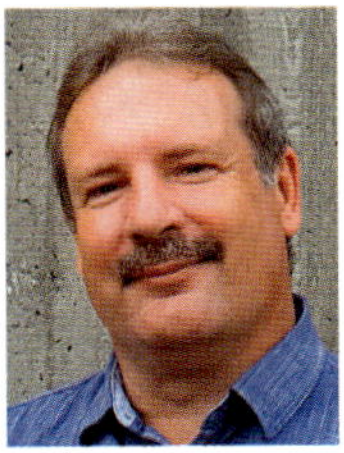

Frank Op Hey (†)

Frank Op Hey war als Pflegekraft auf einer neurologischen Intensivstation tätig. Später absolvierte er eine Ausbildung zum Rettungsassistenten und Lehrrettungsassistenten und war in leitender Position an einer Rettungsdienstschule beschäftigt. Seit 2004 führte er nach seiner Ausbildung zum CRM-Instruktor bei Marcus Rall Simulations-Teamtrainings für Rettungsdienste und klinische Teams durch. Der Schwerpunkt lag dabei im Bereich der Human Factors. Seit 2013 war er Mitarbeiter bei InPASS Institut für Patientensicherheit und Teamtraining GmbH und führte Schulungen in verschiedenen Bereichen der Patientensicherheit durch: Instruktorenkurse für Simulations-Teamtrainings, CRM-Trainings und diverse Schulungen für CIRS-Beauftragte. Er war einer der erfahrensten Fallbearbeiter von CIRS-Berichten in Deutschland. Seit 2013 bearbeitete und analysierte er täglich Fallberichte aus verschiedenen Kliniken Deutschlands und Österreichs. Die Erkenntnisse daraus sind in dieses Buch eingeflossen. Frank Op Hey verstarb tragischerweise 2021 nach kurzer schwerer Krankheit.

Abbildungsverzeichnis